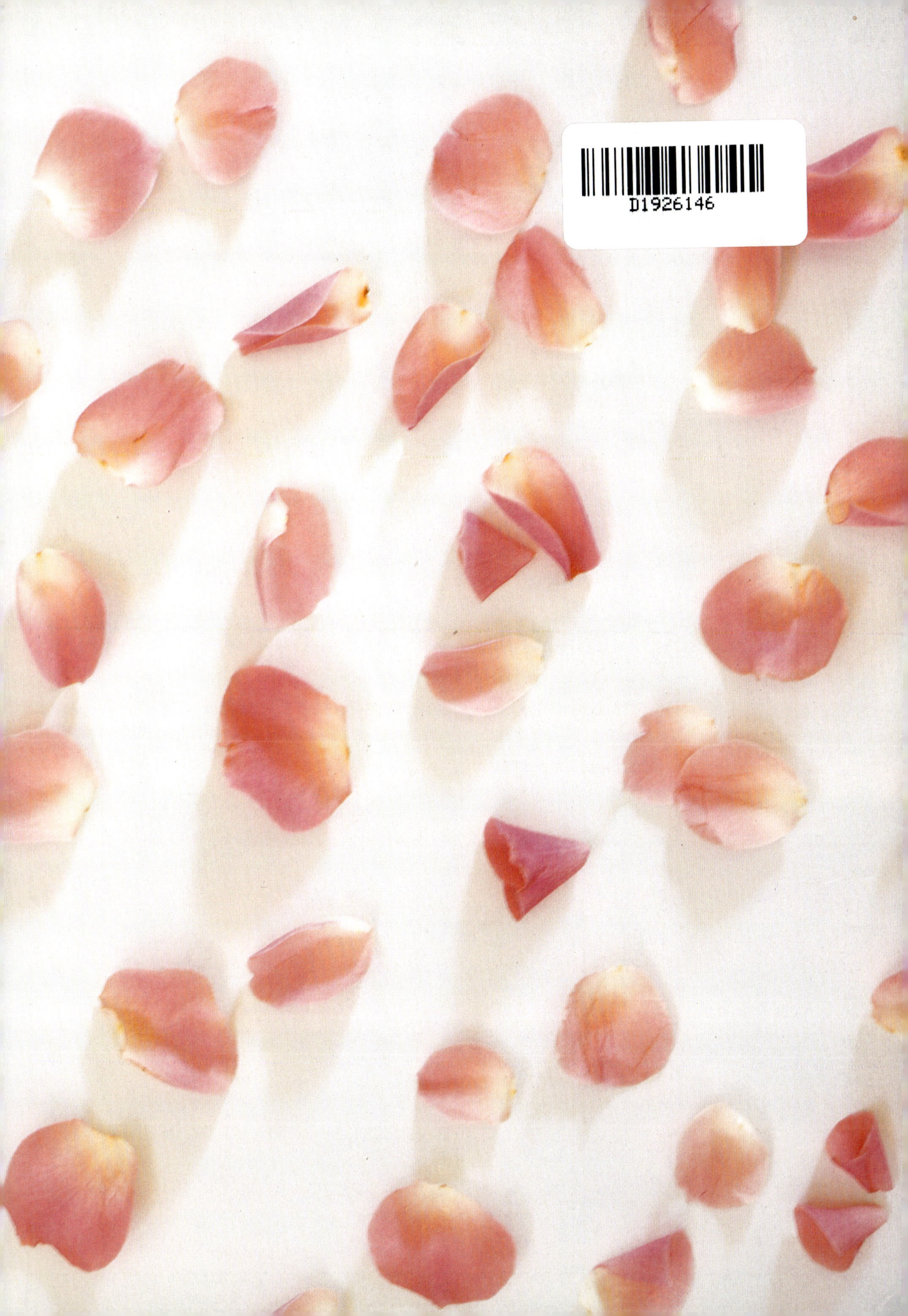

Aromatherapie und Massage

Rita Nussbaumer · Theo Vogel

Aromatherapie und Massage

Gesundheit, Schönheit und Wohlbefinden

Seehamer Verlag

Lizenzausgabe 1997 für
Seehamer Verlag GmbH, Weyarn

Inhaltskonzept und Layout: Dora Hirter, Aarau
Fotos Umschlag und Inhalt: Georgios Kefalas, Brugg
Einbandgestaltung: Bine Cordes, Weyarn
Printed in Italy
ISBN 3-929626-36-5

Inhalt

Vorwort 11

Einführung

Massage – ein wohltuendes Geschenk 12

Vorbereitung und Material 13

Was allgemein bei einer Massage zu beachten ist 14

Was bei der Anwendung von ätherischen Ölen zu beachten ist 15

Grundgriffe einer Massage

Streichungen 17

Knetungen 18

Zirkelungen 19

Knöchelgriff 20

Massagen

Baby-Massage 21

Kinder-Massage 29

Yin und Yang 37

Die Meridiane 38

Yin-Massage 39

Yang-Massage 49

Partner-Massage 59

Senioren-Massage 65

Wach-auf-Selbstmassage 73

Frauen-Massage 83

Gesichts-Massage 91

Cellulite-Massage 99

Wirbelsäulen-Massage 107

Sport-Massage 115

Anhang

Die Autoren 124

Literatur-Verzeichnis 124

Danksagung

Unser Dank geht an die vielen Freunde und Helfershelfer, die bei der Entstehung des Buches mitgewirkt haben. Neben Astrid Walker, die mit ihrem fundierten Wissen über Baby-Massage zur Seite stand, gilt dieser Dank in erster Linie den Personen, die sich freundlicherweise als Fotomodelle zur Verfügung stellten. Es hat viel Spaß gemacht, mit ihnen in einer angenehmen Atmosphäre ein lebendiges Anschauungsmaterial für die einzelnen Massagen zu gestalten. Ihre Namen sind:
Peter Baumann, Seleste und Gertrud Knecht, Martin Müller, Werner Nussbaumer, Jeannette, Markus, Antonia und Nadja Rauber, Diana Schenker, Fredy Studer, Wilma Telle, Anja Vogel, Margrit Wilhelm, Jacqueline und Bobbi Weiss-Bolt sowie Marianne Zimmerli.

Geschätzt haben wir auch die Zusammenarbeit mit Dora Hirter, Georgios Kefalas, Léonie und Fredi Haefeli.

Ein zusätzlicher Dank unseres Fotografen geht an Familie Moser, Caroline Joerg, Alexandra, Fatima, Tibor Elekes, Hans Gloor, seine Eltern, das Uhrenhaus Bill, die Altstadt-Töpferei Müller, das Bébéhaus Obrist-Stutz, die Sport Widmer AG und die Baumschule Zulauf.

für
Rahel, Petra, Roman

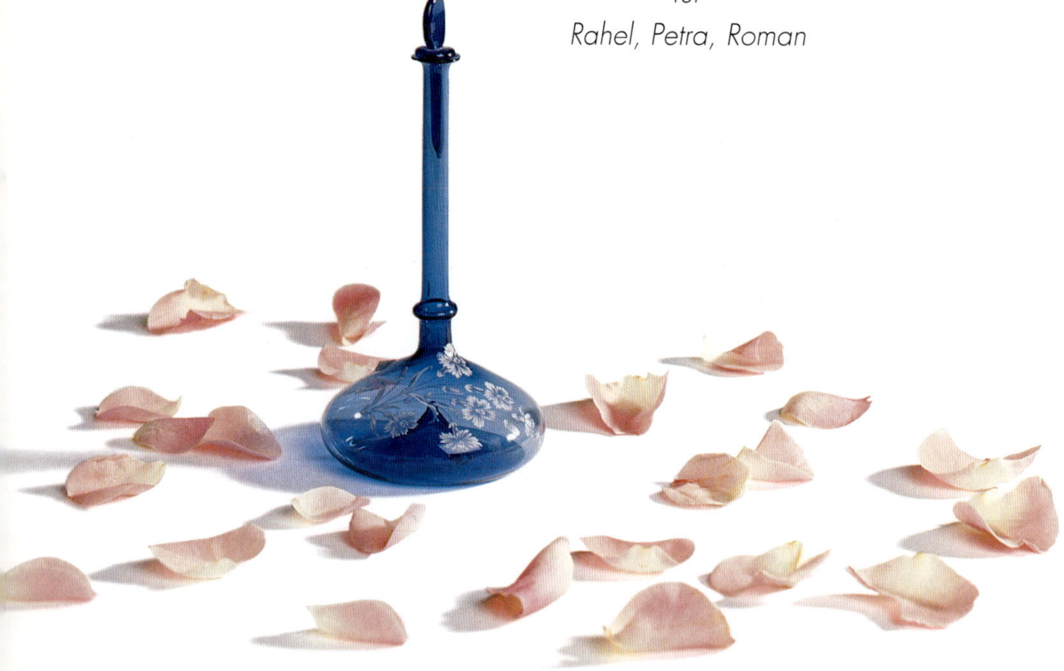

Vorwort

Eine Massage hat gesundheitserhaltende und vorbeugende Wirkungen – sie entspannt und schafft Zufriedenheit. Allein der Aspekt des Berührens und Berührtwerdens hat in unserer Kultur, die den Körperkontakt tabuisiert, enorme Bedeutung. Wie stark das Anfassen mit der seelischen und geistigen Ebene verbunden ist, zeigen uns Redewendungen wie "es berührt mich", "ich bin ergriffen", aber auch "ich habe begriffen" oder "ich habe es erfaßt". In ähnlicher Weise wird mit den Düften, die von den ätherischen Ölen ausgesandt werden, unser Gefühlsleben beeinflußt. Die Verbindung von Massage und Aromatherapie schließlich ist die ideale Form, Spannungen zu lösen und eine Atmosphäre des allgemeinen Wohlbefindens zu schaffen. Wie diese beiden Behandlungsformen sich ergänzen und was sie bewirken, läßt sich kaum besser beschreiben, als es das folgende orientalische Märchen tut:

Es war einmal eine junge Frau namens Fatima, die unter der schlechten Behandlung und den ständigen Beschimpfungen ihrer Schwiegermutter litt. Schließlich ertrug Fatima ihr Schicksal nicht länger. Sie wandte sich in ihrer Not an den Schamanen und bat ihn um ein Gift, mit dem sie die alte Frau zu töten gedachte. Dieser gab ihr nach einigem Überlegen eine stark duftende Essenz, mit der sie die Schwiegermutter täglich einreiben sollte. Nach sechs Wochen würde die Alte sterben.

Fatima tat, wie man ihr aufgetragen hatte. Jeden Tag rieb sie ihre Schwiegermutter mit der Essenz ein. Nach und nach wurde diese zugänglicher, und langsam begann sich zwischen den beiden Frauen echte Zuneigung und gegenseitiges Verständnis zu entwickeln.

Fatima bereute inzwischen ihren Wunsch, die Schwiegermutter zu beseitigen. Als die verhängnisvolle Frist näherrückte, wuchs ihre Besorgnis, und so suchte sie erneut den Scharnanen auf und bat ihn um ein Gegengift. Der weise Alte lächelte und erkärte ihr, daß kein Gegenmittel nötig sei. Das vermeintliche Gift, mit dem sie die Schwiegermutter täglich eingerieben hatte, war nichts anderes als eine Mischung aus duftenden Ölen – und die beste Medizin für ihre Situation.

Einführung

Massage – ein wohltuendes Geschenk

Wie jeder Mensch zeichnen, singen und tanzen kann, so kann auch jeder massieren. Der eine tut sich vielleicht ein bißchen schwerer damit, während sich ein anderer als regelrechtes Naturtalent entpuppt. Es lohnt sich aber nicht, Versagensängste zu haben, wenn man den ersten Schritt tun will und mit Massierübungen beginnt. Wenn man die exakten Griffe noch nicht beherrscht, so ist es sicher besser, es mit Intuition, Einfühlungsvermögen und Freude unbeschwert zu versuchen, als sich auf "richtig" und "falsch" zu konzentrieren. Die Hände wissen oft besser, was zu tun ist, als der Kopf.

Eine Massage hat sehr viele Aspekte. Wenn sie "lediglich" als wohltuend empfunden wird, ist schon ein sehr wichtiges Ziel erreicht. Denn wer eine Massage bekommt, erlebt das in den meisten Fällen als Bereicherung und als Steigerung der Lebensqualität. Es wird das Gefühl vermittelt, als Mensch akzeptiert zu sein. Damit wird das Selbstwertgefühl verbessert, negative Gedanken können besser überwunden werden. Ein ganz wichtiger Aspekt ist, daß wir uns beim Massieren genügend Zeit nehmen und nicht auf die Uhr schauen. Es ist ein besonders wertvolles Geschenk, das wir einem Menschen machen können, wenn wir ihm ohne Termindruck eine Zeitlang unsere volle Aufmerksamkeit schenken. Der so Beschenkte kann dann loslassen und sich ganz den Empfindungen des Körpers, den Gefühlen und Emotionen hingeben. Gefühle von Trost und Geborgenheit werden ihn den Alltag vergessen lassen.

Ein Grundbedürfnis des Menschen ist, berührt zu werden. Streicheleinheiten und Zärtlichkeiten sind Nahrung für die Seele. Das gilt selbst für diejenigen, die jeder Berührung aus dem Weg zu gehen scheinen: Sie haben aufgrund vieler seelischer Verletzungen einen Schutzpanzer aufgebaut. Eine liebevolle Massage kann in solchen Fällen sehr heilsam sein, kann die Abwehrmechanismen durchbrechen und eine Flut von verdrängten Gefühlen hervorbrechen lassen.

So kann eine Massage auch ohne gekonnte Technik tiefgreifende Wirkungen haben. Das gilt nicht nur für die seelische, sondern auch für die körperliche Ebene. Die allgemeine Entspannung, die der Massierte empfindet, beruhigt die Nerven, senkt Blutdruck und Herzfrequenz. Die Atmung wird tiefer, wodurch mehr Sauerstoff zu den Zellen transportiert werden kann. Dadurch, daß Verdauung und Blutkreislauf angeregt und der Lymphfluß gefördert werden, wird die Entgiftung des Körpers von Stoffwechselschlacken gewährleistet. Das läßt Schmerzen abklingen, Muskeln und Gelenke werden beweglicher. Auch die Haut wird – speziell in Verbindung mit pflegenden Hautölen – gestrafft und geschmeidig gehalten. Körpereigene Heilkräfte werden mobilisiert und das gesamte Immunsystem gekräftigt.

Überall im Körper befinden sich Reflexzonen, welche durch das Massieren beeinflußt werden. Am bekanntesten sind jene von Hand, Fuß und Ohr. Doch auch an vielen anderen Körperstellen werden durch Reizung der Haut innere Organe beruhigt oder angeregt. Da beim Massieren auch immer die Meridiane, die Energiebahnen des Körpers, mit behandelt werden, wird auf diese Weise das ganze Energiesystem harmonisiert. Kosmische Heilenergie, die bevorzugterweise durch die Hände fließt, wird durch das Massieren intensiviert und bereichert die an der Massage Beteiligten – nicht nur den Nehmenden, sondern auch den Gebenden. Äußere und innere Stille und Harmonie können die Massage schlußendlich zu einer Art Meditation, zu einem Gebet werden lassen.

Vorbereitung und Material

Ein wesentlicher Vorteil ist, daß es für eine Massage nur sehr wenig an Material braucht. Eine Massageliege ist zwar angenehm, doch läßt sich ebensogut am Boden auf einer Matte arbeiten. Wichtig ist, daß ein paar Frottiertücher zum Abdecken bereitliegen, denn ein auftretendes Kältegefühl kann die angestrebte entspannende Wirkung beeinträchtigen oder verhindern. Wenn man am Boden liegt, kann es trotz Matte unangenehm hart werden – darum sollte man noch eine weiche, kuschelige Decke bereitlegen. Vielleicht braucht es auch ein Kopfkissen und eine Knierolle. Und natürlich darf man ein Körperöl nicht vergessen, das mit einigen Tropfen eines reinen ätherischen Öls angereichert ist.

Um eine Massage zu einer höchst erfreulichen Angelegenheit zu machen, kommen noch ein paar weitere Dinge hinzu. So ist eine ruhige, entspannende Atmosphäre eine Grundvoraussetzung für das Gelingen. Ferner gehört ein sanftes, warmes Licht dazu, das am schönsten von ein paar brennenden Kerzen verbreitet wird. Unterstreichen läßt sich diese Stimmung mit einer beruhigenden, leisen Musik, einer angenehmen Raumtemperatur und einem betörenden Duft, der von einer Aromalampe verströmt wird. Auch eine dekorative Grünpflanze oder einige Schnittblumen helfen mit, eine heimelige Atmosphäre zu schaffen, in der sich jeder wohlfühlt.

Der Masseur oder die Masseurin sollte saubere, weiche und warme Hände haben. Die Fingernägel müssen kurz geschnitten, Handschmuck und Uhr müssen abgelegt sein. Der Massierende sollte locker und entspannt und mit sich selbst in Harmonie sein. Ist man problembeladen oder in Zeitnot, wird die Massage vermutlich eher als unangenehm empfunden werden, denn die eigene Unruhe überträgt man auf den Partner. Entscheidend ist aber, daß man ein offenes, warmes Herz hat – wir massieren nicht nur mit den Händen, sondern auch mit dem Herzen. Während des Massierens ist man mit seiner vollen Aufmerksamkeit beim Gegenüber, achtet auf die geeignete Druckstärke und bleibt immer in einem langsamen Rhythmus, in einem fließenden Bewegungsablauf.

Nach der Massage wird der Liegende zugedeckt – ihm sollte man noch etwas Nachruhe gönnen. Eine Tasse mit warmem Tee kann schließlich ein krönender Abschluß sein, um wieder langsam in den Alltag zurückzukehren.

Was allgemein bei einer Massage zu beachten ist

In diesem Buch werden Massagen für den Hausgebrauch beschrieben. Sie dienen in erster Linie dazu, Gesundheit zu erhalten und ein Gefühl des Wohlbefindens zu schaffen. Zwar lassen sich mit Massagen einige Krankheiten durchaus günstig beeinflussen, doch dürfen solche Behandlungen nur von speziell ausgebildetem Fachpersonal durchgeführt werden.

Es gibt eine Reihe von Beschwerden und Krankheiten, bei denen man besser auf eine Massage verzichtet, um das bestehende Risiko nicht zu erhöhen. Die nachfolgende Auflistung orientiert über solche Risiken. Dabei ist zu beachten, daß man bei Allgemeinerkrankungen wie Krebs, Infektionen oder Herzkrankheiten strikte auf jegliche Massage verzichten muß. Bei örtlichen Beschwerden dagegen – zum Beispiel bei Wunden, Krampfadern oder Knochenbrüchen – genügt es, wenn man die betroffenen Stellen nicht behandelt. Im Krankheitsfall, aber auch in allen Zweifelsfällen, suche man lieber einen Physiotherapeuten, Heilpraktiker, medizinisch ausgebildeten Masseur, einen traditionellen Akupunkteur, einen Homöopathen, einen Kinesiologen oder eine andere Person seines Vertrauens auf.

Gegenanzeigen

- Krebserkrankungen, Tumore
  Durch Massagen können in manchen Fällen die Krebszellen im Körper verteilt werden, wodurch neue Metastasen entstehen.
- Aids, Infektionskrankheiten
  Die Verteilung von Viren und Bakterien könnte unter Umständen gefördert werden.
- Schwere Herz- und Kreislaufkrankheiten
  Massage kann den Kreislauf zu sehr belasten. Das gilt auch bei zu hohem Blutdruck.
- Schwere Nieren-, Leber- oder Lungenkrankheiten
  Es besteht die Gefahr einer Überbelastung des jeweiligen Organs.
- Knochenentkalkung (Osteoporose)
  Bei brüchigen Knochen sehr vorsichtig massieren. Keine Wirbelsäulen-Massage durchführen!
- Bandscheibenvorfall
  Nicht den Rücken massieren – dadurch können die Schmerzen verstärkt werden. Durch eine unglückliche Handhabung kann sogar eine Operation erforderlich werden.
- Ödeme
  Zunächst abklären lassen, ob es sich nicht um eine Erkrankung von Leber, Niere oder Herz handelt.

- Krampfadern
  Wegen Thrombosegefahr sollten Krampfadern grundsätzlich nicht massiert werden. Achtung bei tiefliegenden Krampfadern.

- Entzündungen, Fieber
  Durch die bei der Massage entstehende Wärme wird der entzündliche Prozeß gefördert.

- Wunden, frische Operationsnarben, Verbrennungen
  Unsachgemäße Behandlungen können die Heilung verzögern und die Infektionsgefahr erhöhen.

- Verletzungen
  Frische Verletzungen wie Verstauchung, Verrenkung, Knochenbruch, Bänder-, Muskel- und Sehnenriß nicht behandeln.

- Schwangerschaft
  Zu fester Druck könnte einen Abort der Leibesfrucht auslösen.

Was bei der Anwendung von ätherischen Ölen zu beachten ist

Ätherische Öle sind hochkonzentrierte pflanzliche Stoffe, die – außer in seltenen Ausnahmen – nicht unverdünnt auf die Haut aufgetragen werden dürfen. Daher ist sehr sorgfältig mit diesen Essenzen umzugehen. Unsachgemäße Anwendungen können sehr unangenehme Nebeneffekte auslösen. Beachten sollten wir auch, daß nur solche Essenzen auf die Haut aufgetragen werden dürfen, die ausdrücklich mit "ätherisches Öl" angeschrieben sind. Als Duft- oder Aromaöle bezeichnete Fläschchen sind in fast allen Fällen synthetischen oder halbsynthetischen Ursprungs mit unbekannter Wirkung.

Um ein für eine Massage verwendbares Körperöl herzustellen, braucht es ein Basisöl, das nach Möglichkeit naturbelassen und kaltgepreßt sein sollte. Es nährt die Haut und versorgt sie mit Vitaminen, Mineralsalzen, Spurenelementen und Fettsäuren. Bei den einzelnen Massagen ist jeweils angegeben, welche Basisöle besonders geeignet sind. Im Zweifelsfalle läßt sich aber in fast allen Fällen Mandelöl verwenden, das sehr gut in die Haut eindringt und ein schönes, weiches Hautgefühl verleiht.

Das mit einer Duftessenz aromatisierte Hautöl besteht aus dem Basisöl, dem im Schnitt etwa 2 Prozent eines ätherischen Öls beigemischt werden.

- Auf 100 ml/1 dl Basisöl kommen ca. 40 Tropfen ätherisches Öl

Man kann sich eine Mischung auf Vorrat herstellen, die für viele Anwendungen ausreicht. Besser ist es aber, wenn man für jede einzelne Massage eine ganz spezielle Mischung zubereitet.

Dosierungen

Ganzkörpermassagen	1 Eßlöffel Basisöl und 4–6 Tropfen ätherisches Öl
Teilmassagen	1 Teelöffel Basisöl und 2–3 Tropfen ätherisches Öl
duftintensive, teure ätherische Öle	schwächer dosieren; 2–4 Tropfen auf 100 ml/1 dl Basisöl (Jasmin, Neroli, Rose)
Kinder unter 10 Jahren	die Hälfte der angegebenen Dosierung
Kleinkinder	ein Viertel der angegebenen Dosierung

Bei Massagen, die nicht großflächig durchgeführt werden, darf man die empfohlene Dosierung verdoppeln.

Beim individuellen Mischen kann man je nach Erfordernis und Stimmung bei jeder Massage ein neues Rezept ausprobieren und viele wertvolle Erfahrungen sammeln.

Selbstverständlich kann man ein Basisöl statt nur mit einem auch mit mehreren Essenzen mischen. Die Gesamttropfenzahl sollte aber die empfohlene Dosis nicht überschreiten. Die Wirkungen der einzelnen Essenzen können sich bei Mischungen durch einen Synergieeffekt erhöhen. Sie erlauben einen besonders kreativen Umgang mit den Düften. Der Intuition sind nahezu keine Grenzen gesetzt.

Zu Allergien neigende Personen sollten vorsichtig sein bei der Anwendung von ätherischen Ölen. Es empfiehlt sich, vor einer Massagebehandlung einen Allergietest zu machen. Dazu wird ein Tropfen des unverdünnten ätherischen Öls in die Armbeuge gegeben. Wenn sich eine starke Rötung zeigt oder wenn es gar zur Nesselbildung kommt, ist von der Verwendung dieses Öls abzuraten.

Grundgriffe einer Massage

Streichungen

Bei Streichungen handelt es sich um großflächige, leichte und ruhige Bewegungen. Wichtig ist ein guter Kontakt zwischen Hand und Haut. Die Hand paßt sich der Körperoberfläche geschmeidig an.

Wirkung

Vorwiegend an der Oberfläche (Haut und Bindegewebe); beruhigend (allgemein und örtlich); spannungsvermindernd; entstauend; schmerzlindernd.

Wann

Beim Einölen; als Einleitung und zur Kontaktaufnahme; als Verbindung zwischen verschiedenen Griffen oder Körperstellen; zur Beruhigung nach stark reizenden Griffen; als Abschluß – oder Ausstreichung.

Arten

Wechselhändige Streichung

Mit flachen, parallel liegenden Händen gegengleich streichen.

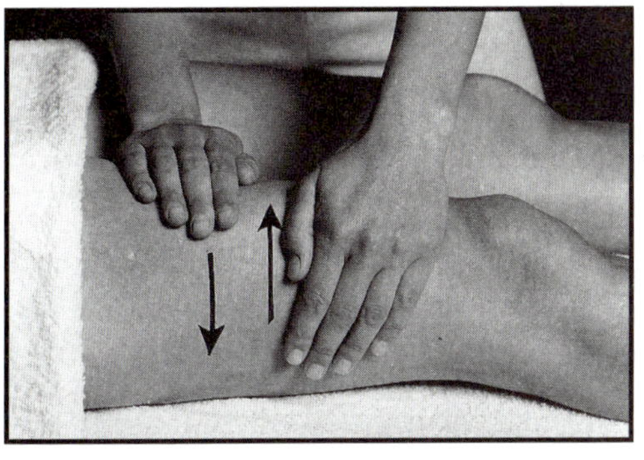

Streichung mit beschwerter Hand

Die Hände liegen flach übereinander, damit mehr Druck gegeben werden kann.

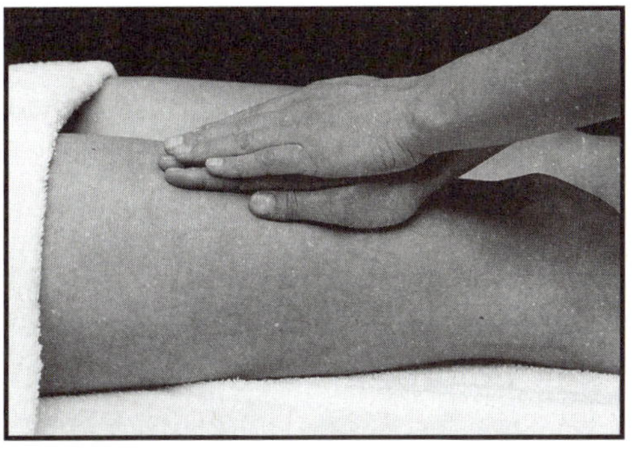

Hand-über-Hand-Streichung

Eine Hand streicht, während die andere über die streichende Hand springt, um am selben Ort aufzusetzen.

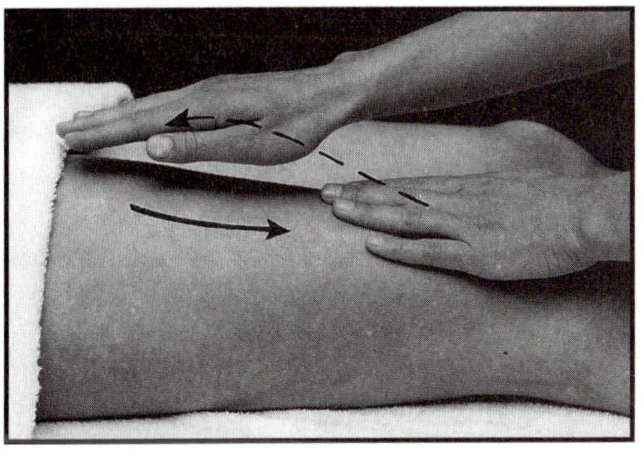

V-Griff

Mit abgespreiztem Daumen wird vorwiegend mit Zeigefinger- und Daumenkante gestrichen.

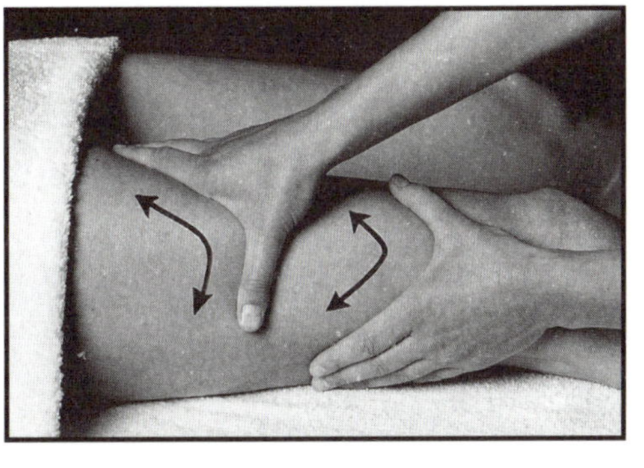

Knetungen

Knetungen sind Griffe, welche quer zum Muskelverlauf ausgeführt werden. Dabei geht es um eine leichte Windung und Dehnung des Muskels, die sich auf der Hautoberfläche als S-Form zeigt.

Wirkung
Am Muskel; auspressen von Schlackenstoffen; Stoffwechselanregend; Muskelspannung regulierend; fördert die Verschieblichkeit der Gewebe zueinander.

Wann
Bei zu schwacher oder zu starker Muskelspannung; bei Muskelverspannungen; bei Muskelkater; bei verklebtem Gewebe..

Arten

Handknetung
Zwischen den Händen einen kleinen Abstand lassen, so daß eine S-Form entstehen kann. Die eine Hand zieht mit den gestreckten Fingern, während die andere mit dem Handballen dagegen drückt. Abwechselnd längs und quer zum Muskel hin und her bewegen.

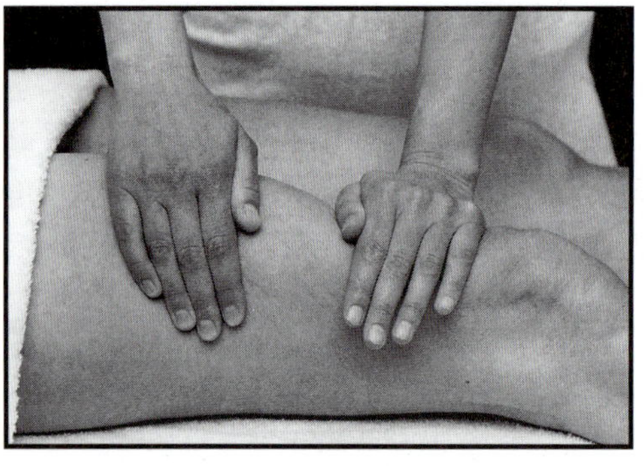

Preßgriff
Der Preßgriff ist zwar keine eigentliche Knetung, hat aber eine ähnliche Wirkung. Hier wird der Muskelbauch mit den Handballen rhythmisch und schrittweise – quer zum Muskel – zusammengepreßt.

Fingerknetung
Bei kleinen Muskeln sind die Hände für eine Handknetung zu groß. Man benutzt dann nur Daumen und Finger, um die Knetung in der nebenstehend beschriebenen Weise zu machen.

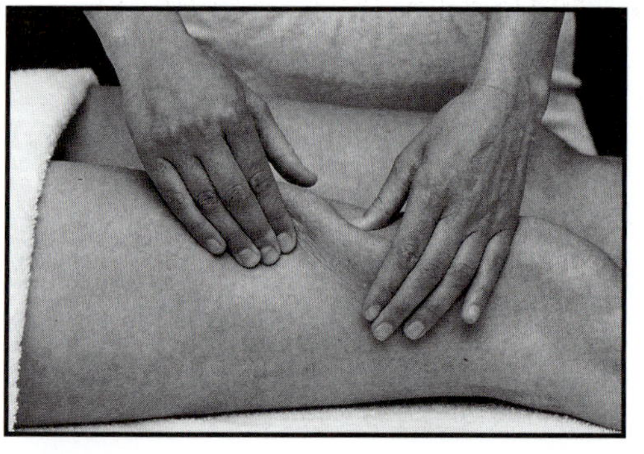

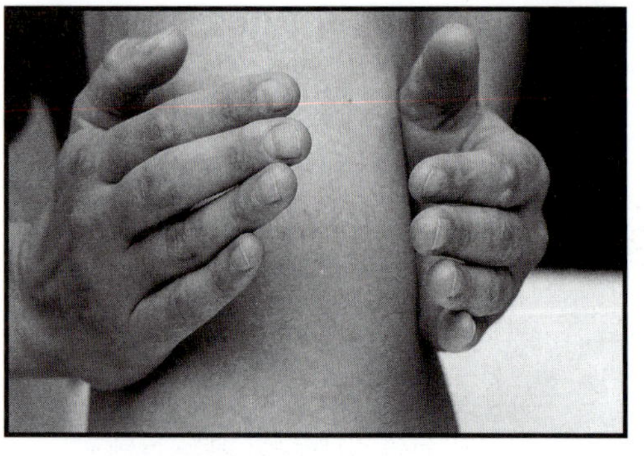

Zirkelungen

Zirkelungen sind Kreise, die mit ihrer Wirkung etwas tiefer in das Gewebe dringen. Sie werden mit spitzen Fingern ausgeführt.

Wirkung

Lösen von Verschlackungen und Hartspann; in die Tiefe des Muskelbauches wirkend; reflektorisch.

Wann

Zum Lösen von Muskelknötchen und Verklebungen; um gezielt bestimmte Punkte zu stimulieren; um einem Meridian entlang zu massieren.

Arten

Fingerzirkelung

Mit den drei mittleren Fingern kreisen. Dabei gibt man Druck nach vorn in Richtung Fingerspitzen und dreht dann nach rechts oder links ab. Die Finger der anderen Hand können dabei zur Verstärkung benutzt werden.

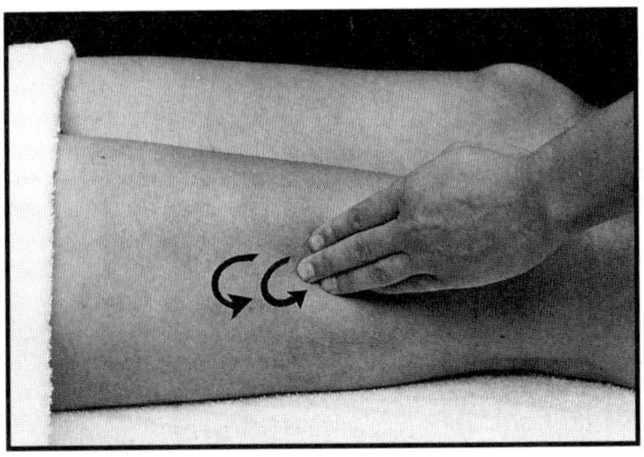

Handballenzirkelung

Statt mit den Fingern wird mit dem Handballen gekreist. Der dabei ausgeübte Druck ist sanfter als bei der Finger- oder Daumenzirkelung.

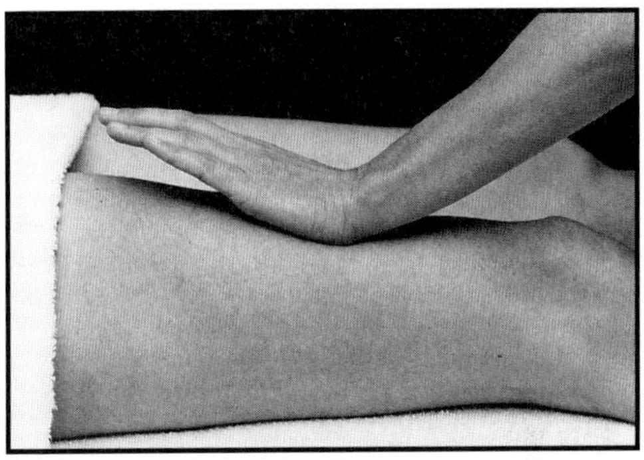

Daumenzirkelung

Mit dem Daumen zirkeln in gleicher Weise wie bei der Fingerzirkelung.

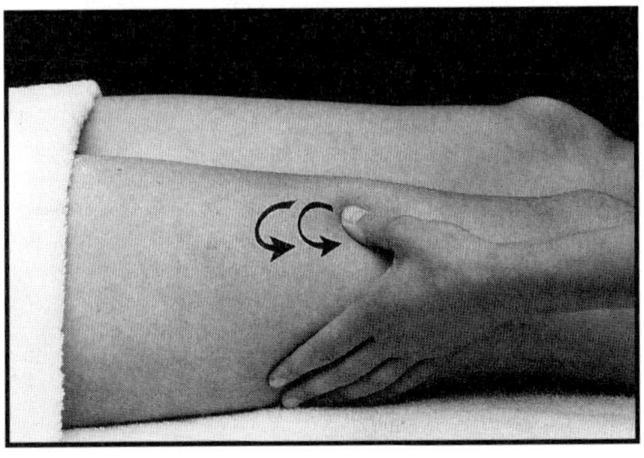

Achtertouren

Jeder Daumen beschreibt einen Kreis – der rechte im Uhrzeigersinn, der linke im Gegenuhrzeigersinn. Die beiden Kreise überlappen sich dabei.

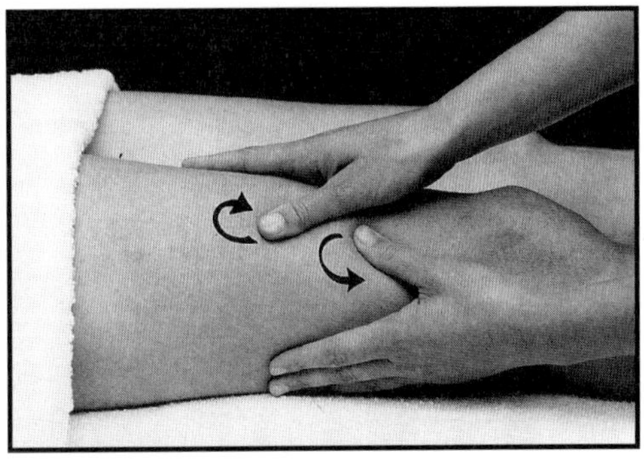

Knöchelgriff

Der Knöchelgriff wird mit den Handknöcheln entlang der Muskelfasern ausgeführt. Dabei kann man mit dem Körpergewicht beschweren. Es ist ein Griff mit großer Tiefenwirkung und sollte nur bei Menschen mit stabiler Gesundheit verwendet werden.

Wirkung
Auf Muskeln und Gewebe; verspannungslösend, Energiefluß anregend; Stoffwechsel fördernd.

Wann
Bei Sportmassagen; bei Verspannungen; zum Anregen.

Arten

Echter Knöchelgriff
Man macht eine Faust und fährt mit den Fingerknöcheln den Muskel entlang. Dabei Druck mit dem Körpergewicht geben.

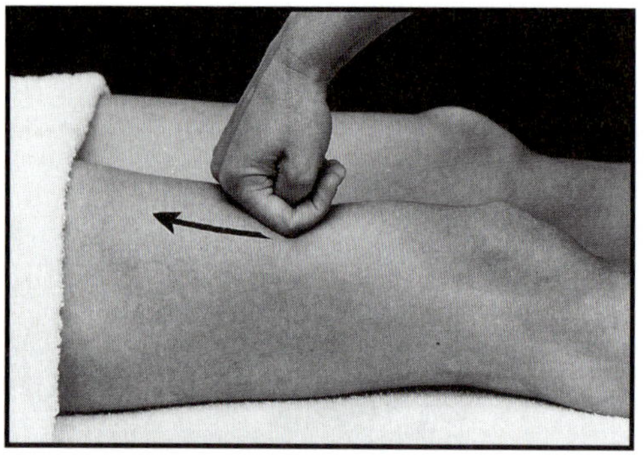

Unechter Knöchelgriff
Es wird nicht mit den Knöcheln, sondern nur mit den flachen Fingergliedern gedrückt, dadurch ist der ausgeübte Druck wesentlich sanfter. Im Unterschied zum echten Knöchelgriff ist die Faust um 90 Grad gedreht.

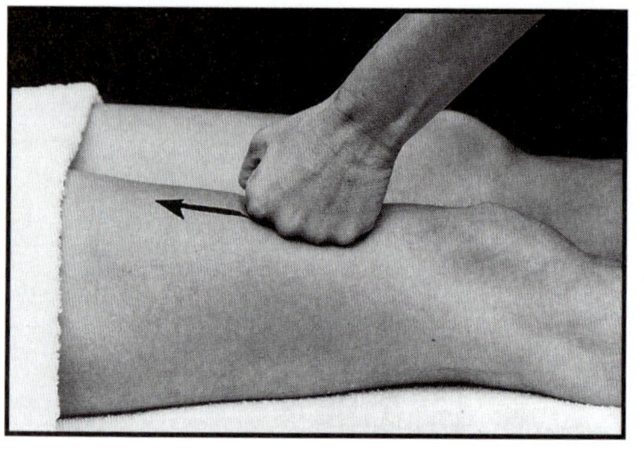

BABY-MASSAGE

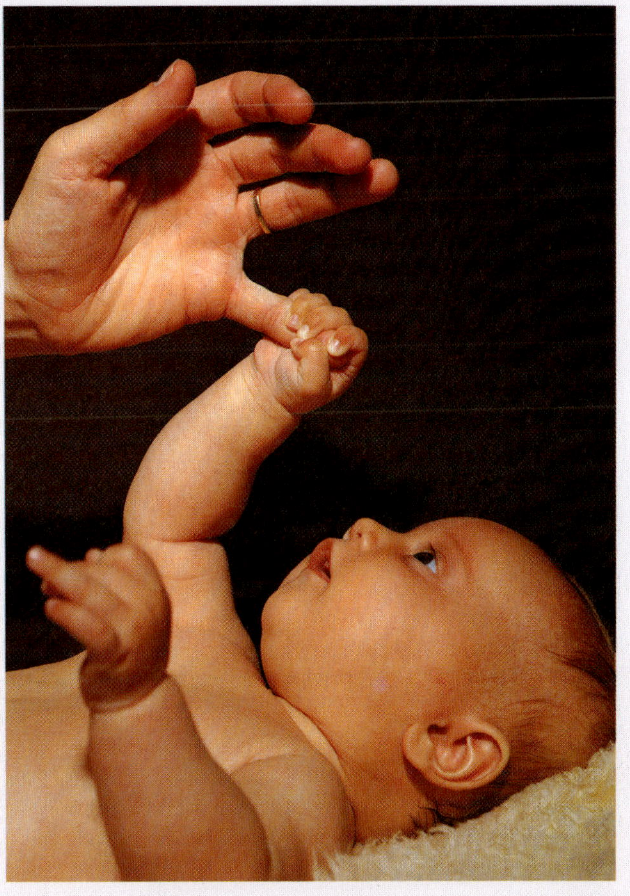

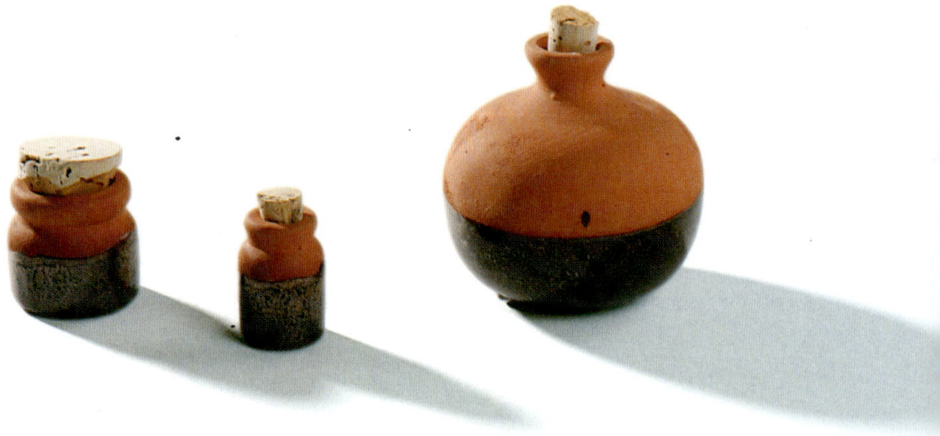

Die Baby-Massage

Beim Säugling müssen keine verspannten Muskeln gelockert oder Blockaden gelöst werden. Für diesen jungen, geschmeidigen Körper bedeutet eine Massage in erster Linie, berührt, gestreichelt und liebkost zu werden. Gerade für das Neugeborene ist es lebenswichtig, durch eine liebevolle Berührung die Botschaft zu erhalten, daß in unserer harten, rauhen und angstauslösenden Welt auch höchst angenehme Dinge vorhanden sind. Es ist die Botschaft, als neuer Erdenbürger erwünscht und akzeptiert zu sein, was als Grundvoraussetzung dafür angesehen werden kann, daß sich ein Gefühl des Urvertrauens entwickeln kann. Aufgrund solcher positiven frühkindlichen Erfahrungen kann ein Mensch starke Widerstandskräfte aufbauen und wird überhaupt erst richtig lebensfähig.

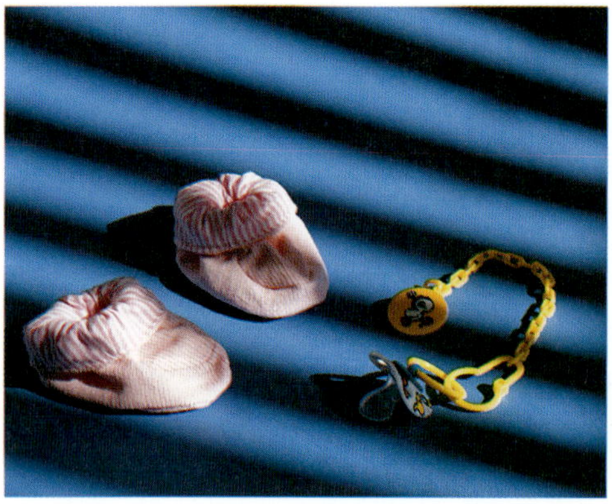

Berührt, gestreichelt und massiert werden,
das ist Nahrung für das Kind.
Nahrung, die genauso wichtig ist
wie Mineralien, Vitamine und Proteine.
Nahrung, die Liebe ist.
Wenn ein Kind sie entbehren muß,
will es lieber sterben.
Und nicht selten stirbt es wirklich.

Frédéric Leboyer

Schon ab der ersten Lebenswoche kann man das Baby mit einem feinen Öl sehr sanft einstreichen. Etwa ab dem ersten Monat kann dann langsam, fast spielerisch, mit der eigentlichen Massage begonnen werden. Der hier beschriebene Ablauf entspricht weitgehend der klassischen indischen Baby-Massage. Da die Kleinen sehr schnell ihre Körperwärme verlieren, sollte man darauf achten, daß der Raum ausreichend warm ist (bis 25 Grad). Und von großer Wichtigkeit ist genügend Zeit und Ruhe. Denn das Baby spiegelt das Verhalten der Bezugspersonen – in diesem Falle den inneren Zustand des Massierenden. Ist man selbst entspannt, zufrieden und mit Freude erfüllt, so wirkt das außerordentlich positiv auf das Kind. Auch der richtige Zeitpunkt der Massage trägt zum Gelingen bei. Das Baby sollte weder müde noch hungrig sein – aber auch mit vollem Bauch läßt sich nicht gut massieren. Hat das Baby regelmäßig eine schlechte Zeit, so kann man versuchen, die Massage etwa eine Stunde vorher anzusetzen. Das Kind wird dann vielleicht ausgeglichener werden und kann diese schwierige Zeitspanne besser überwinden.

Die vielfältigen Wirkungen der Massage

Um die Wirkungen der Babymassage zu studieren, sind 1975 genauere Untersuchungen (Dr. Ruth Rice, USA) vorgenommen worden. Danach zeigte sich bei Babys, die regelmäßig massiert wurden, daß sie weniger von ihrem Geburtsgewicht verloren, sich in körperlicher Hinsicht insgesamt besser entwickelten und auch eine größere Gewichtszunahme aufwiesen als nichtmassierte Babys. Doch wichtiger noch als die Befunde, die auf körperlicher Ebene gemacht wurden, sind die positiven Ergebnisse in seelischer und geistiger Hinsicht. Regelmäßig massierte Babys nehmen intensiver Kontakt auf mit ihrer Umgebung, sind aufmerksamer und neugieriger, schlafen und trinken besser. Sie entwickeln ein größeres Vertrauen zu sich selbst und in das Leben und zeigen eine stärkere Zuneigung zu ihren Bezugspersonen. Zudem können sie besser mit Streßsituationen umgehen.

Tip

Leboyer empfiehlt, die Massage am Schluß durch ein warmes Bad abzurunden, was zur vollkommenen Entspannung, zu tiefem Wohlbehagen beitragen soll. Das Kind wird dabei nicht gewaschen, sondern von den Händen getragen sanft ins Wasser getaucht, wobei natürlich der Kopf über dem Wasser bleibt. Man sollte dabei aber auf jeden Fall die Bedürfnisse des Kindes berücksichtigen: Das Baby muß sich wohlfühlen.

Basisöl

Empfindliche Babyhaut braucht ein sehr feines Öl, zum Beispiel Jojobaöl. Makadamia-Nußöl zeichnet sich zusätzlich dadurch aus, daß es aufgrund seines Palmitoleingehaltes besondere Heileigenschaften aufweist: Es wirkt lindernd bei gereizter Haut und Windelausschlag. Mandelöl ist ebenfalls gut geeignet für die Hautpflege von Kleinkindern. Öle mit Wirkstoffen, wie zum Beispiel Ringelblumenöl, sind besonders dann empfehlenswert, wenn man auf die Zugabe von ätherischen Ölen verzichten will.

Essenzen

Geranium	Sehr hautfreundliches, sanftes Öl, das nicht nur körperliche, sondern auch seelische Wunden heilt.

Kamille römisch	Die Kamille mit ihrem feinen Duft ist ein typisches Kinderöl. Wirkt entspannend und hilft bei Blähungen und bei allen Arten von Schmerzen.
Lavendel	Wirkt lindernd auf die empfindliche Babyhaut. Beruhigt bei nervösen Spannungen und wenn das Baby "grundlos" schreit.
Mandarine	Verdauungsfördernd bei Appetitlosigkeit. Wirkt beruhigend bei ängstlichen Babys.
Neroli	Harmonisiert das Nervensystem, schenkt tiefen, erholsamen Schlaf.
Palmarosa	Sehr sanftes, ausgleichendes Öl, das die Hautfunktionen anregt. Zusammen mit Makadamia-Nußöl bei wundem Popo.
Rose	Verwenden Sie am besten die aus Bulgarien oder aus der Türkei stammende Damaszener Rose. Bei Hautirritationen und Ekzemen.

Vorsicht

Wenn man für die Baby-Massage ätherische Öle verwenden möchte, ist ganz besondere Vorsicht geboten. Es dürfen nur sehr sanfte, hautverträgliche Essenzen in extremer Verdünnung gewählt werden. Bei Rose, Kamille oder Neroli sind bereits 1 bis 2 Tropfen auf 100 ml/1 dl Basisöl ausreichend. Andere ätherische Öle dürfen etwas höher dosiert werden; insgesamt 10 bis 12 Tropfen auf die gleiche Menge Basisöl gelten als oberste Grenze.

Solange der Nabel noch nicht geheilt ist, sollte der Bauch nicht massiert werden. Hat das Baby Koliken, ist es besser, auf das Massieren des Bauches zu verzichten – stattdessen nur die warme Hand auf den nackten Bauch legen. Auch wenn das Kind krank ist oder von Unwohlsein geplagt wird, sollte man nicht massieren, sondern nur ganz gezielt mit stark verdünntem ätherischen Öl einreiben.

Lagerung

In Indien legt die Mutter das Baby auf ihre ausgestreckten, nackten Beine, während sie auf dem Boden sitzt. Dadurch ist der Hautkontakt besonders intensiv. Für uns Europäer kann das Sitzen am Boden zu mühsam sein – dann sollte man das Baby besser auf dem Wickeltisch massieren. Denn Hauptsache ist, daß es für beide wohlig bequem ist, damit die Massage nicht zu einem Krampf wird.

Auf dem Wickeltisch liegt das Baby auf einer weichen Decke, die vorzugsweise mit einem Frottiertuch bedeckt wird. Denn die Entspannung, die die Massage dem Baby schenkt, führt meistens auch zu einer Entleerung der Blase.

Baby-Massage

Dauer: 20 bis 30 Minuten

Brust: Mit flacher Hand von der Mitte nach außen streichen. Damit wird die Brust für ein freies und natürliches Atmen geöffnet.

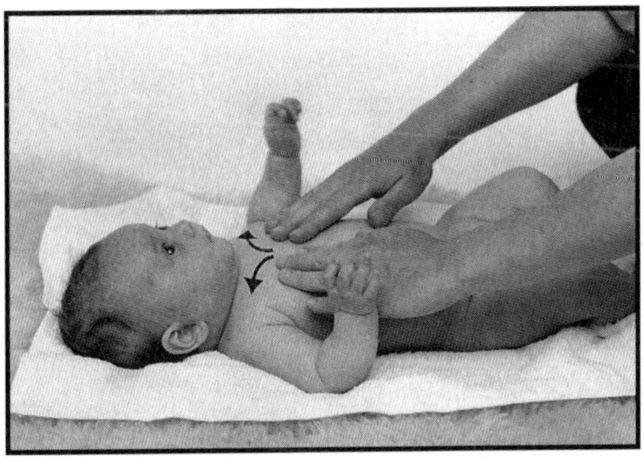

Rumpf: Die linke Hand hält ein Beinchen, während die rechte Hand von dieser Hüftseite her diagonal zur gegenüberliegenden Schulter und an dieser Seite bis zur Hüfte streicht. Anschließend wird gewechselt: Nun führt die linke Hand die gleichen Bewegungen aus, während die rechte Hand das andere Bein hält.

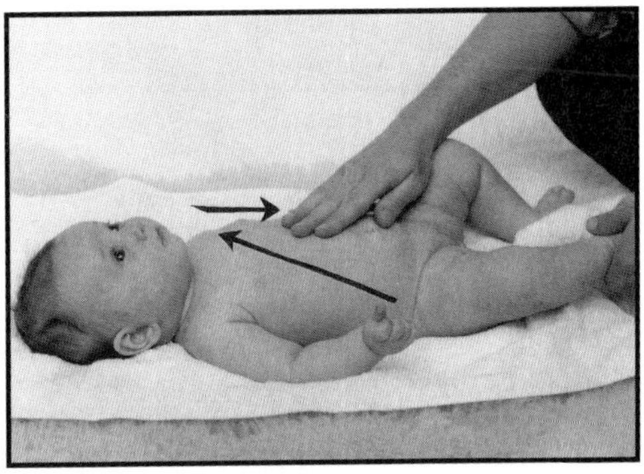

Arm: Das Kind wird nun auf die Seite gedreht und sein Händchen mit einer Hand gehalten. Der Arm des Babys wird nun "gemolken", d.h. es werden von der Schulter zur Hand hin drehende Bewegungen ausgeführt.

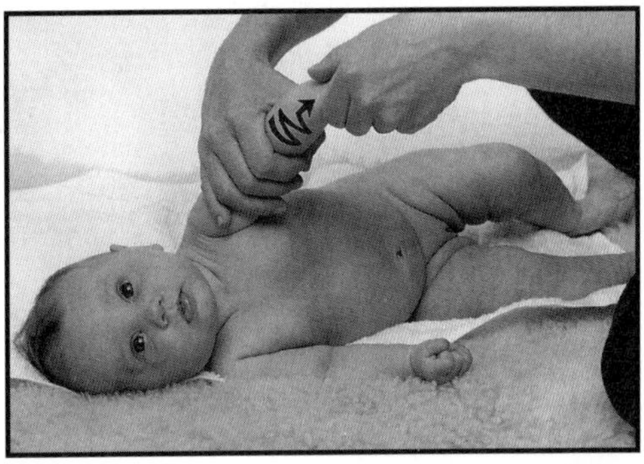

Jetzt werden mit beiden Händen von der Schulter her gegenläufige, drehende Bewegungen ausgeführt.

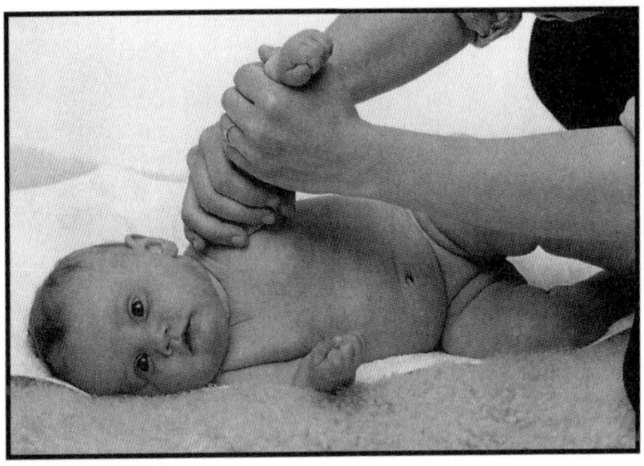

Hand: Handgelenk, Handinnenfläche, Handrücken und jeder Finger werden nun einzeln massiert.

Das Kind wird auf die andere Seite gelegt – der zweite Arm wird gleich wie der erste behandelt.

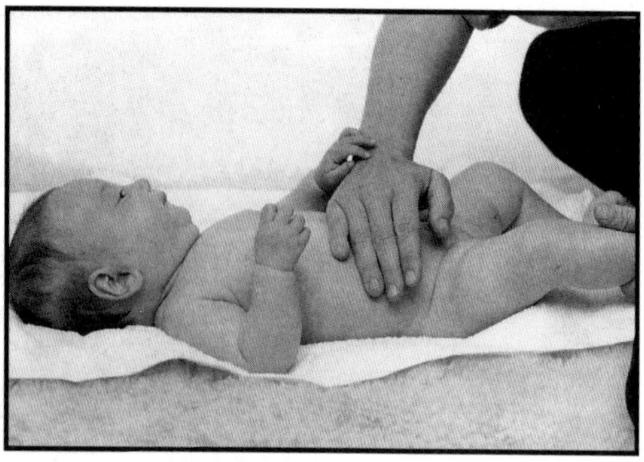

Bauch: Mit den Handkanten beider Hände streicht man – unter den Rippen beginnend – abwechselnd von oben nach unten.
Das regt die Darmtätigkeit wirkungsvoll an – oft geht schon während der Behandlung etwas Luft ab.

Um den Bauchnabel herum im Uhrzeigersinn kreisen.

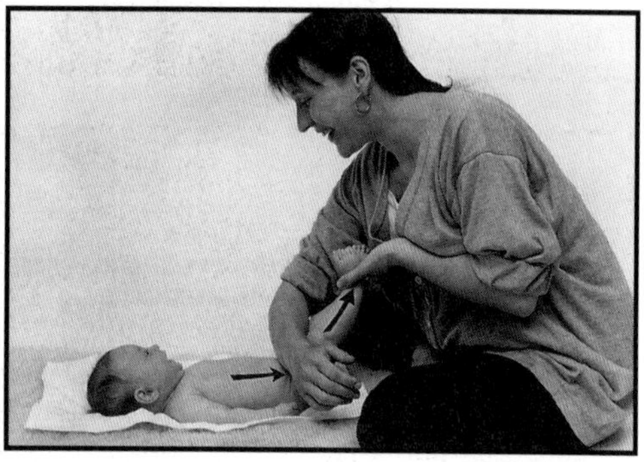

Vorderseite: Beine hochheben und strecken. Mit dem Unterarm über Bauch und Beine bis zu den Zehenspitzen streichen.
Das wirkt sehr entspannend.

Beine: Die Beine werden in gleicher Weise wie die Arme massiert, jedoch in Rückenlage: Erst mit einer Hand, dann mit beiden Händen melken.

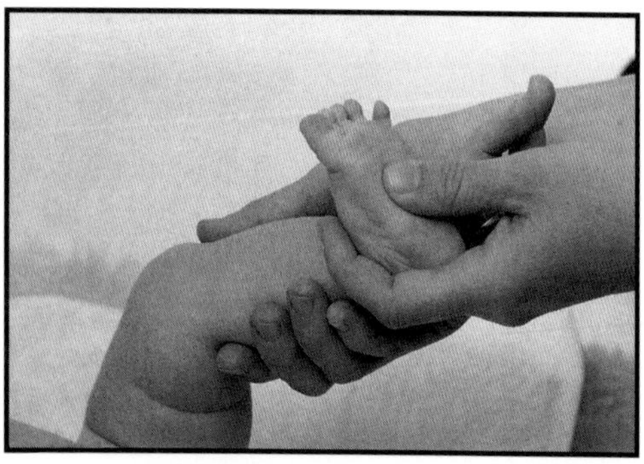

Fuß: Fußgelenk, Fußrücken, Fußsohle, Ferse und jede einzelne Zehe massieren. Anschließend dasselbe mit dem anderen Fuß ausführen.

Das Baby auf den Bauch drehen.

Rücken: Während die eine Hand den Po hält, streicht die andere von oben nach unten. Anschließend wechselhändig quer über den Rücken streichen.

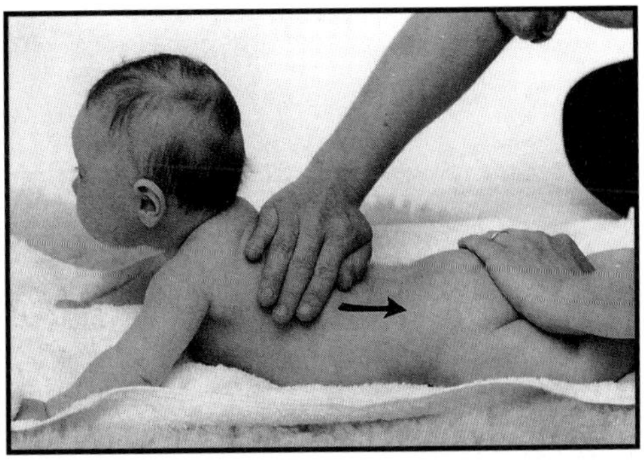

Rückseite: Beinchen mit einer Hand halten und strecken. Mit der anderen Hand von oben her die ganze Rückseite ausstreichen: Rücken, Po, Beine und Füße.

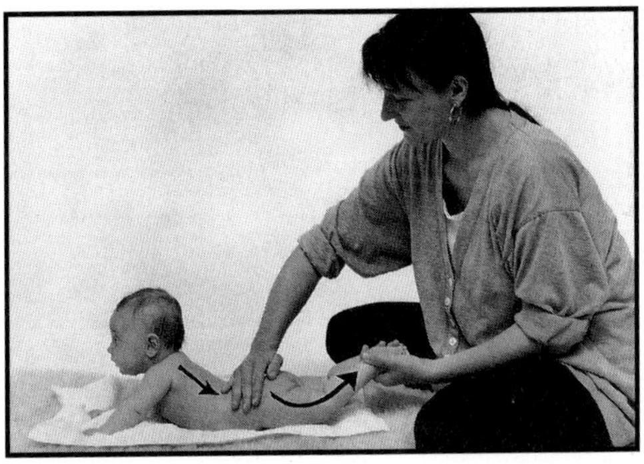

Gesicht: Auf Stirn, Wangen und Kinn mit beiden Händen von der Gesichtsmitte her nach außen streichen.
Für das Gesicht kein Öl verwenden.

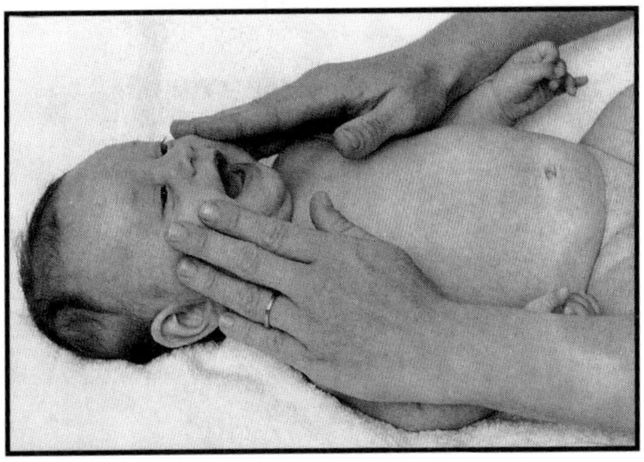

Übungen:

Jede der nachfolgenden drei Übungen erfordert große Empfindsamkeit und muß sehr sanft ausgeführt werden.

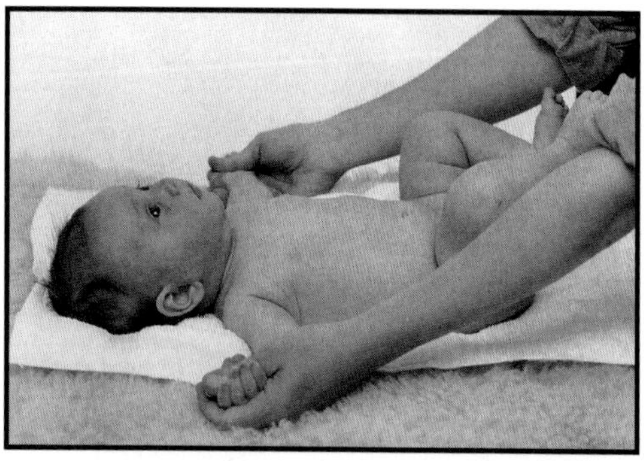

Arme öffnen und strecken, dann über der Brust kreuzen. Ein paarmal öffnen und kreuzen...

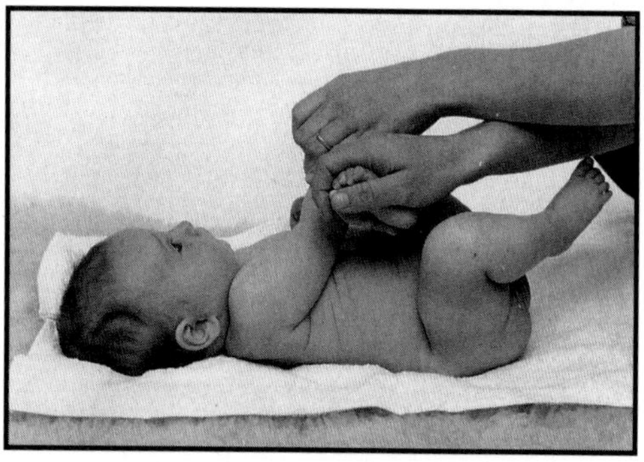

Diagonal: In der Mitte des Körpers einige Male Arm und Bein kreuzen und wieder öffnen. Anschließend das gleiche mit dem anderen Arm und dem anderen Bein ausführen.

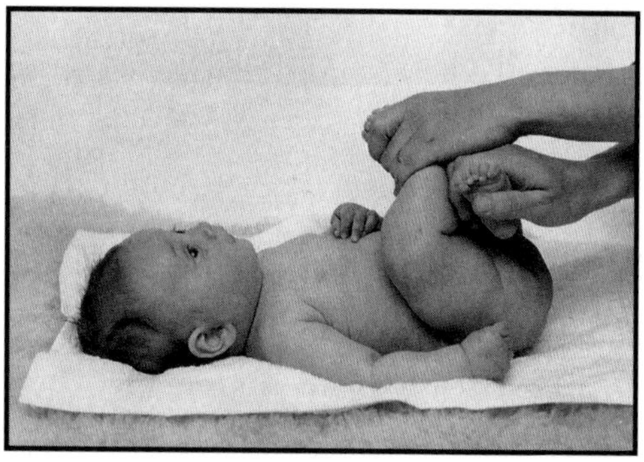

Beine: Beide Füße umfassen und über dem Bauch kreuzen (Schneidersitz). Dann die Beinchen ausstrecken und wieder kreuzen...

MASSIEREN MIT KINDERN

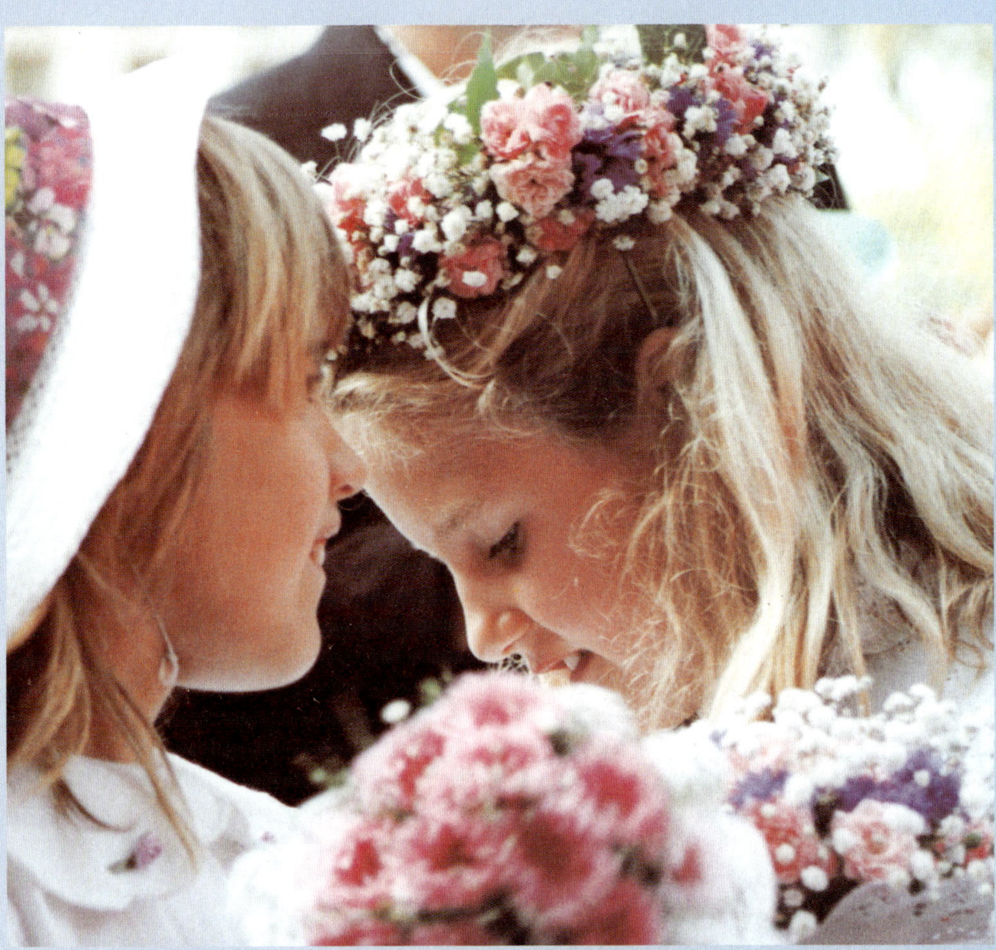

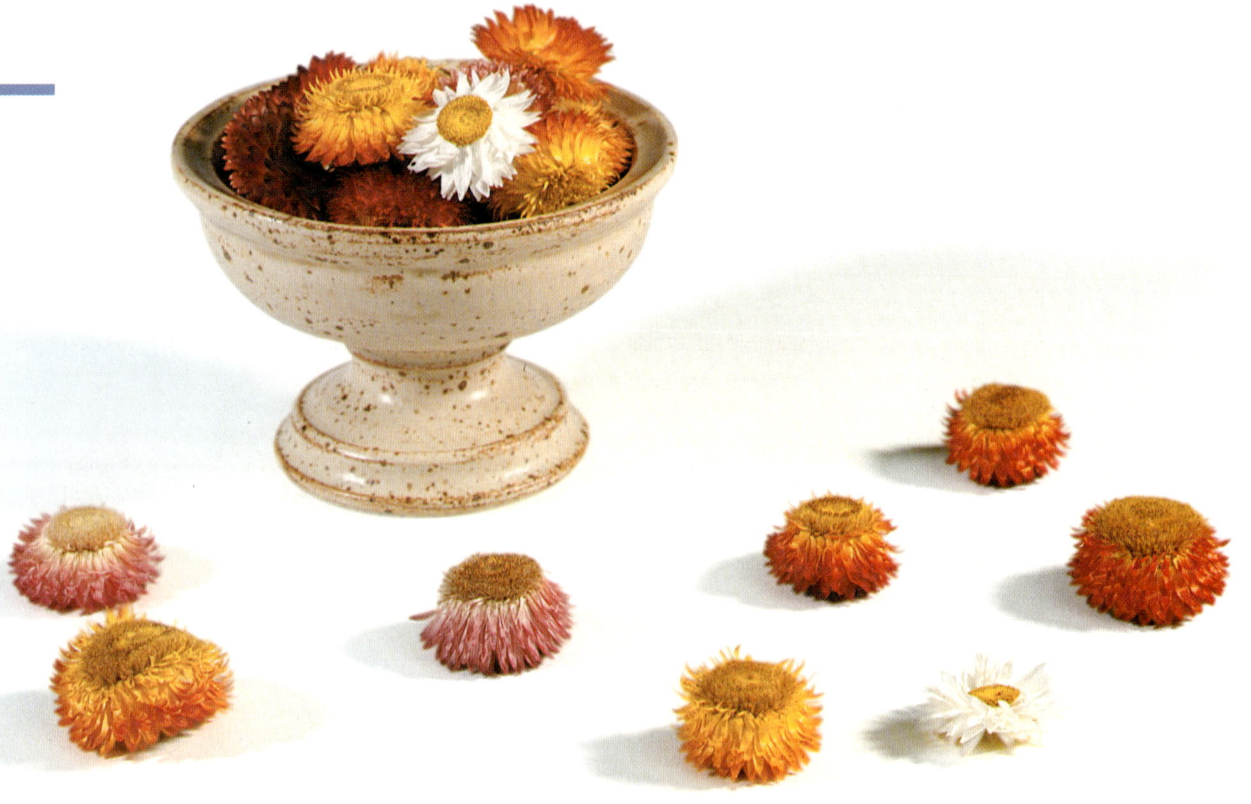

Kindermassage

Für Kinder ist das Massieren – ebenso wie das beliebte Doktor-Spiel – ein schöner und lustiger Zeitvertreib. Was es dazu braucht, haben sie ohnehin immer dabei: zwei Hände genügen. Auf das Einölen kann ohne weiteres verzichtet werden. Für Kinder ist das Massieren ein interessantes Spiel, bei dem kaum Langeweile aufkommt. Es ist nur wichtig, daß man sie gewähren läßt, damit sie ihre Kreativität voll ausleben können. Dann werden sie ganz unkompliziert vorgehen und einander fast hemmungslos mit viel Lust und Freude kneten, drücken und streicheln. Was schadet es, wenn sie dabei Schabernack treiben?

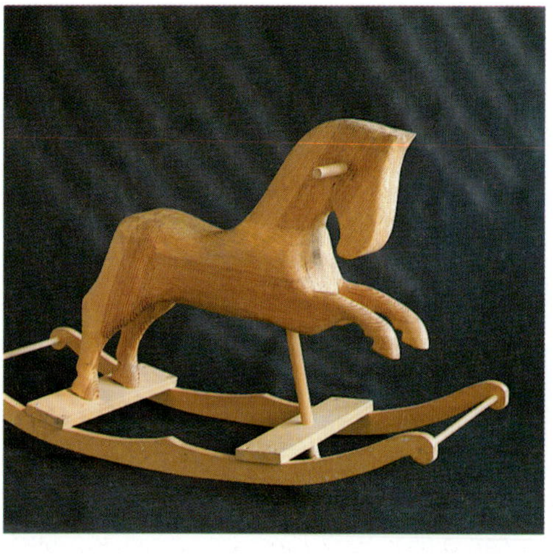

So gern, wie ein Kind bei diesem Spiel selbst aktiv ist, legt es sich auch freudig hin, um sich 'bearbeiten' zu lassen. Wenn es häufig massiert wird, kann es auch gut entspannen und genießen. Es spürt dann sehr genau, was besonders gut tut, und wird Mutter oder Vater spontan auffordern, bestimmte Körperstellen in ganz spezieller Weise zu behandeln. Die Massagen werden daher das Körperbewußtsein, aber auch das Selbstbewußtsein des Kindes fördern.

Falls das Kind am Anfang noch etwas ungeduldig und zappelig ist, empfiehlt es sich, die einzelnen Körperteile nur ganz kurz zu massieren. Mit etwas Phantasie kann man die Massage auch mit einer spannenden oder lustigen Geschichte verbinden. Dann wird die Ungeduld schnell verflogen sein.

Oft sind Kinder bei Berührungen recht kitzlig. Massagen helfen, diesen Zustand zu überwinden. Man beginnt dann mit langsamen, aber festen Streichungen mit der flachen Hand, am besten entlang der Yin- und der Yang Meridiane (siehe Seite 43 und 53).

Die Massage soll sich der augenblicklichen Verfassung und den Bedürfnissen des Kindes anpassen, sie darf nicht zu schematisch sein. Einmal ist sie vielleicht lebhaft und lustig, ein andermal ruhig, besinnlich oder genießerisch.

Anwendungen
Wenn ein Kind ungute Emotionen hat, beispielsweise von Wut oder Angst geplagt ist, dann gelingt es oft nicht, mit gutem Zureden und besänftigenden Worten eine Stimmungsänderung herbeizuführen. Nicht selten weint oder schreit ein Kind, ohne daß die Eltern dafür eine Erklärung haben. Wenn das Kind in dieser Situation eine körperliche Zuwendung annehmen kann, dann ist eine liebevoll ausgeführte Massage Balsam für seine verwundete Seele. Sie vermittelt Geborgenheit und hilft, Alpträume und unkontrollierte Gefühlsausbrüche zu vermeiden.

Rückenmassage

- löst Verspannungen
- lockert die Wirbelsäule
- aktiviert den ganzen Körper

Bauchmassage

- beruhigt
- unterstützt das Einschlafen
- lindert Blähungen
- lindert Bauchkrämpfe

Tip
Wird ein Kind immer zu einer ganz bestimmten Tageszeit wehleidig oder unerträglich, so kann man die Massage auf diese Zeit planen. So lassen sich auf einfache Weise Spannungen und Gereiztheit vermeiden, die die ganze Familie belasten können. Abends vor dem Schlafengehen ist ebenfalls eine gute Zeit zum Massieren. Die Massage hilft dem Kind, abzuschalten und leichter in einen wohligen Schlaf zu sinken.

Mit der Zeit wird das Kind den Wunsch äußern, selber auch einmal massieren zu dürfen. Man sollte als Eltern dafür offen sein. Das Kind wird stolz sein, Mami und Papi verwöhnen zu können.

Basisöl

Am besten läßt man das Kind selbst auswählen, wenn man verschiedene Öle hat. Für die ganz Kleinen nimmt man mit Vorteil eines der ganz feinen Öle: Makadamia-Nußöl oder Jojobaöl. Das Öl aus der Makadamianuß hat sich speziell bei wunden Popos bewährt.

Essenzen

Es gibt eine Reihe von ätherischen Ölen, die die meisten Kinder aufgrund des Duftes zu ihren Lieblingsölen zählen. Wegen der empfindlichen Kinderhaut sollte man aber grundsätzlich nur sanfte und hautverträgliche Öle wählen.

Benzoe	Wirkt einhüllend, vermittelt das Gefühl von Schutz und Geborgenheit.
Honig	Seelenbalsam für nervöse und unleidliche Kinder.
Kamille, römisch	Besonders für weinerliche, quenglige, überempfindliche Kinder geeignet.
Mandarine	Gut für ängstliche sowie überaktive, zappelige Kinder, die abends nicht einschlafen wollen. Zur Stärkung nach einer Kinderkrankheit.
Orange	Für Kinder, die Schutz suchen und stark an Mutter oder Vater gebunden sind.
Vanille	Stabilisiert die Gefühle bei starkem seelischem Durcheinander.
Zitrone	Vermittelt Frische und Lebendigkeit. Für Kinder, die gern die Welt entdecken möchten.

Vorsicht

Man sollte gut auf Wunden und sonstige schmerzende Stellen achten. Kinder sind häufig sehr wehleidig, wenn man diese Stellen zu fest massiert. Hände heilen jedes Wehwehchen, wenn man sie nur einfach liebevoll auflegt.

Hat das Kind Fieber oder ist es kränklich, sollte man die Massage nicht zu sehr ausdehnen, sondern gezielt ausüben. Je nach Zustand wird es von Vorteil sein, den Körper nur mit einem feinen Öl sanft einzureiben, dem man einige Tropfen eines ausgewählten ätherischen Öls beigibt.

Zu beachten ist, daß für Kinder unter 10 Jahren spezielle Dosierungsvorschriften gelten. Von den ätherischen Ölen darf nicht mehr als die Hälfte der empfohlenen Tropfenzahl verwendet werden. Auch sind die Essenzen so aufzubewahren, daß Kinder keinen Zugriff haben.

Lagerung

Grundsatz ist: Für alle Beteiligten sollte es möglichst bequem sein. Die Massage soll mehr Spielcharakter haben und darf nicht eine Pflichtübung sein. Kinder können sich nahezu in jeder möglichen und unmöglichen Lage entspannen, daher braucht man auch nicht auf einer bestimmten Stellung zu bestehen.

Um den Rücken zu massieren, kann man sich zum Beispiel auf den Boden oder auf ein Sofa setzen und das Kind auf die ausgestreckten Beine legen. Man kann auch andere Stellungen ausprobieren oder überläßt den Massageablauf einfach dem Zufall.

Kinder-Massage

Zwei Bälle - Fix und Fox

Dauer: 10 bis 20 Minuten

Zur Kindermassage kann jeweils eine Geschichte erzählt werden. Vorschläge dazu sind in kursiver Schrift gegeben.

Zunächst den Rücken gut einölen.

Beide Hände flach auf den Rücken legen und langsam auseinanderziehen. Man stellt sich dabei vor, die Wirbelsäule strecken und langziehen zu wollen.

Der Fix-Ball und der Fox-Ball sind mit einem Gummiseil verbunden, jeder zieht in eine andere Richtung...

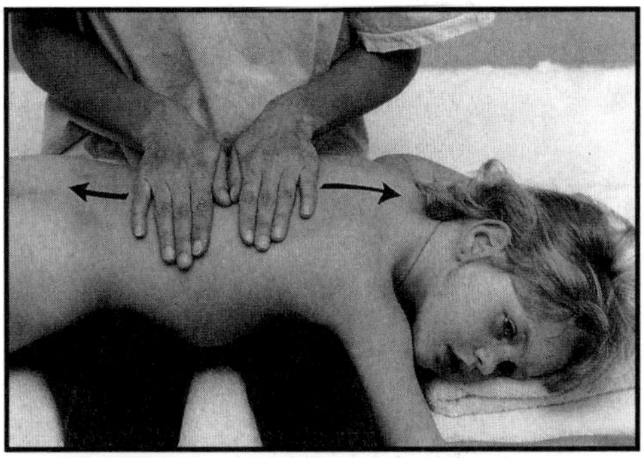

Eine Hand nach der anderen springt wieder an den Ausgangsort zurück.

...Das gespannte Gummiseil läßt die beiden Bälle wieder zusammen hüpfen. Und noch einmal zieht jeder kräftig – der Fix-Ball nach oben und der Fox-Ball nach unten. Und dann springen sie wieder zusammen. Und wieder zieht jeder, dabei wird deine Wirbelsäule lang und stark. Zum Schluß ziehen sie so sehr, daß der Gummi reißt...

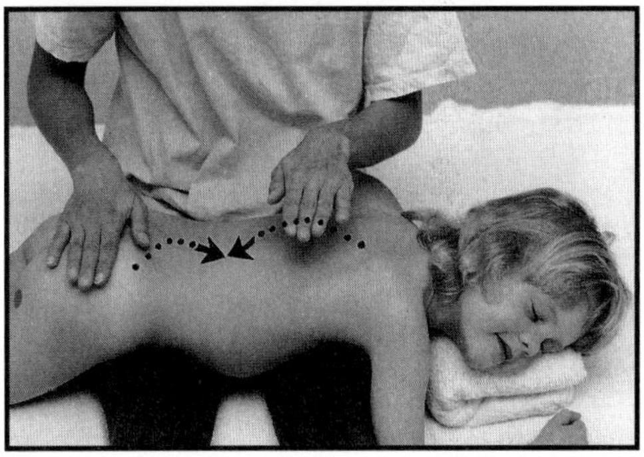

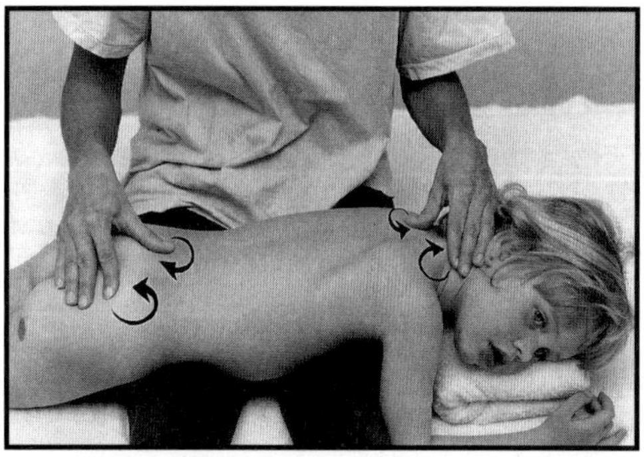

Am Nacken und gleichzeitig an Kreuz und Beckenkamm mit den Daumen und den restlichen Fingern gegeneinander kreisen.
...Verloren rollen sie im Kreis herum –der Fix-Ball oben und der Fox- Ball unten...

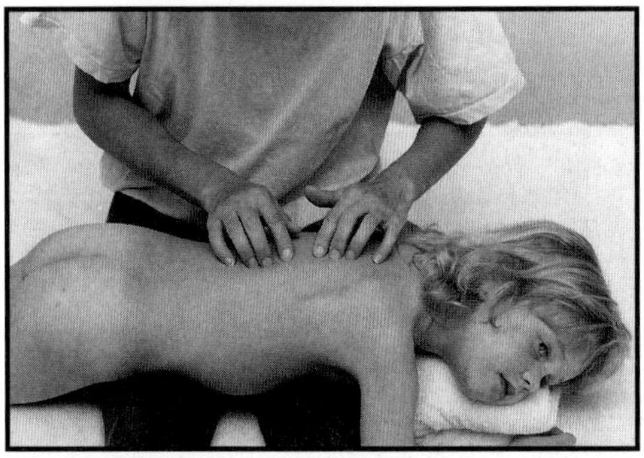

Mit den Fingerkuppen einzeln oder gemeinsam drücken. Der Druck ist leicht, die Finger bewegen sich schrittweise hüpfend auf beiden Seiten der Wirbelsäule auf und ab.
...Die Kinder kommen und wollen mit dem Fix- und dem Fox-Ball spielen. Sie suchen die Bälle und springen in den Graben – immer wieder hinauf und hinunter...

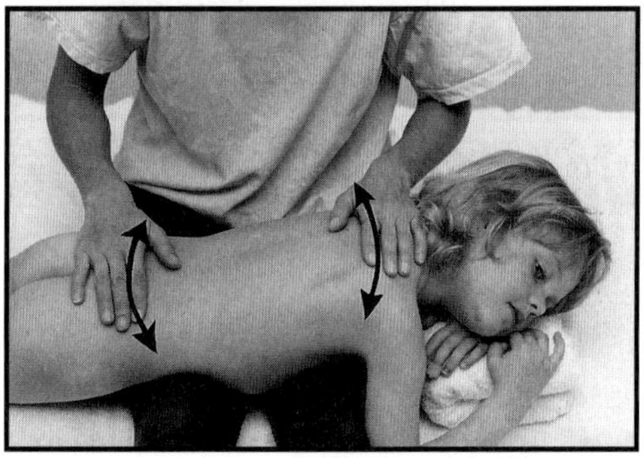

Den Rumpf hin und her schaukeln, dabei an Nacken und Kreuz halten.
...Ein paar Kinder haben den Fix-Ball wieder gefunden. Und bald haben die anderen Kinder auch den Fox-Ball gefunden. Glücklich legen sie sich auf die großen Bälle und umarmen sie. Sie schaukeln auf ihnen...

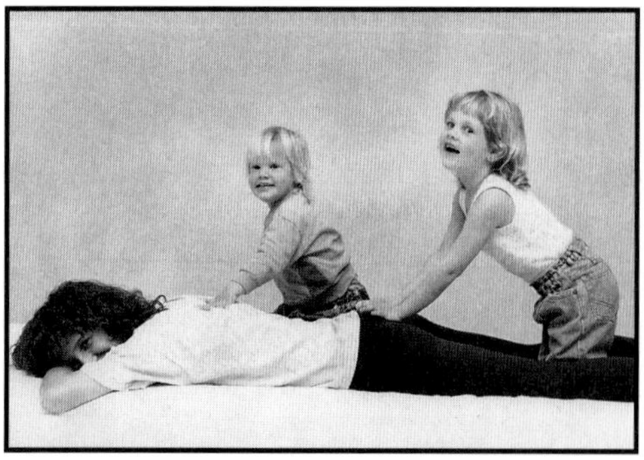

Kinder spielen mit Mami "Massieren".

Wölkchen

Dauer: 5 bis 10 Minuten

Aus der duftenden und etwas erwärmten Ölschale mit den Fingern Öl nehmen und auf beiden Händen verteilen.

Ich tauche meine Finger ins Duftwölkchen und...

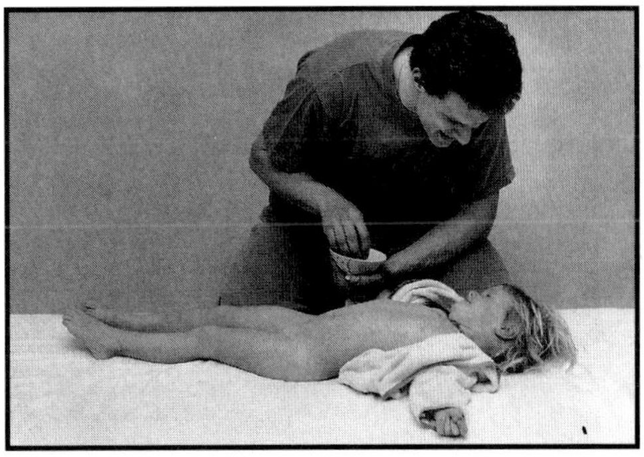

Sachte und langsam nähert man sich dem Bauch und setzt behutsam auf.

...schwebe durch die Luft. Langsam, langsam, ganz sanft und weich landet das Wölkchen auf dem Bauch...

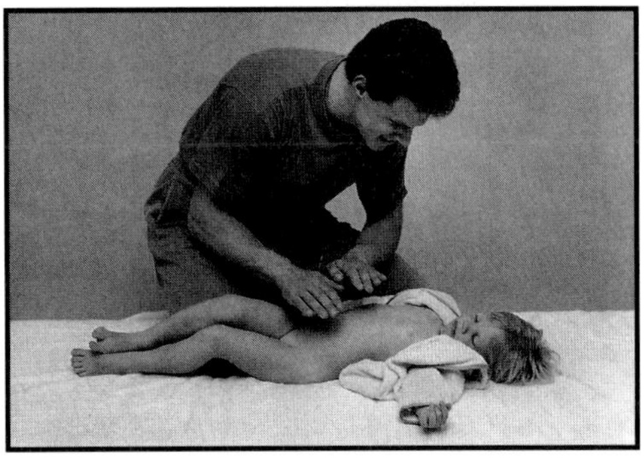

Langsam und ruhig im Uhrzeigersinn (im Verlauf des Dickdarms) kreisen. Am Schluß mit beiden Händen ganz ruhig den Bauch halten.

...Da macht es sich ganz breit und beginnt sich langsam im Kreis zu bewegen, wie der Zeiger an der großen Uhr. Ohne daß das Wölkchen es merkt, läßt es auf dem lieben Bauch alle feinen Düftlein fallen. Die helfen dem kleinen Bauch, gesund zu sein und ganz gut und tief schlafen zu können. Und so langsam und weich, wie das Wölkchen gekommen ist, sagt es leise "gute Nacht" und geht weit, weit in den Himmel hinauf...

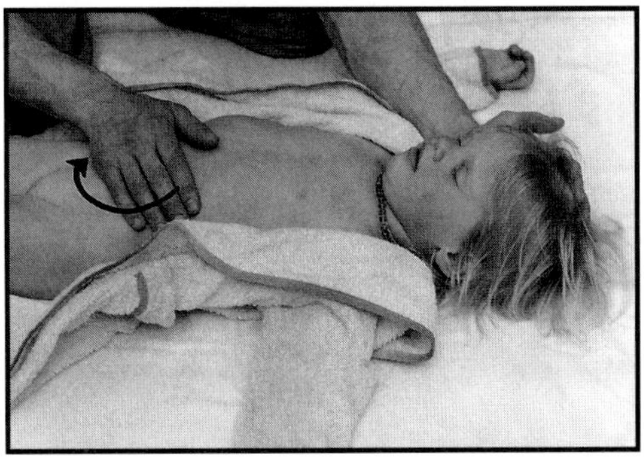

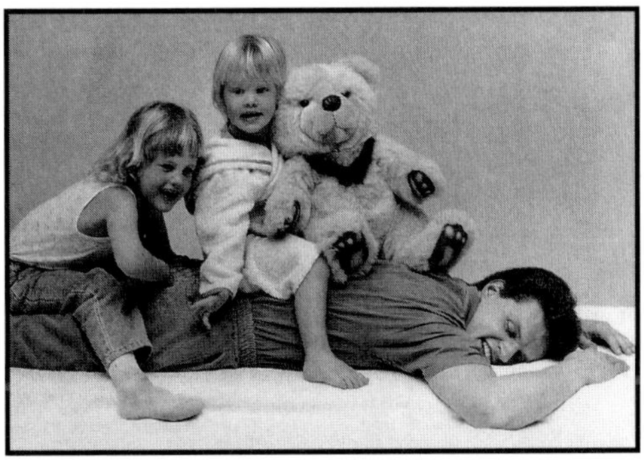

Kinder spielen mit Papi "Massieren".

Yin und Yang

In unserer Welt der vielfältigen Sinneswahrnehmungen können wir die Einheit nicht entdecken, es fällt uns sogar schwer, sie zu begreifen. Die Chinesen definieren die Einheit als Summe zweier gegensätzlicher Energien oder Polaritäten: Yin und Yang.

Bei aufmerksamer Beobachtung entdecken wir überall Polaritäten: Mann und Frau, Tag und Nacht, Geist und Materie. Das weibliche Yin-Element und das männliche Yang-Element ergänzen sich, und gleichzeitig besteht zwischen ihnen ein dynamisches Gleichgewicht. So folgt zum Beispiel auf den Tag immer eine Nacht und auf die Nacht wieder ein Tag. Polaritäten sind zum Beispiel:

Yin	**Yang**
weiblich	männlich
passiv	aktiv
fühlen	denken
weich	hart
kalt	warm
innen	außen
empfangend	gebend
Erde	Himmel
Dunkelheit	Licht
Nacht	Tag
Winter	Sommer
Weichteile	Knochen
Füße	Hände

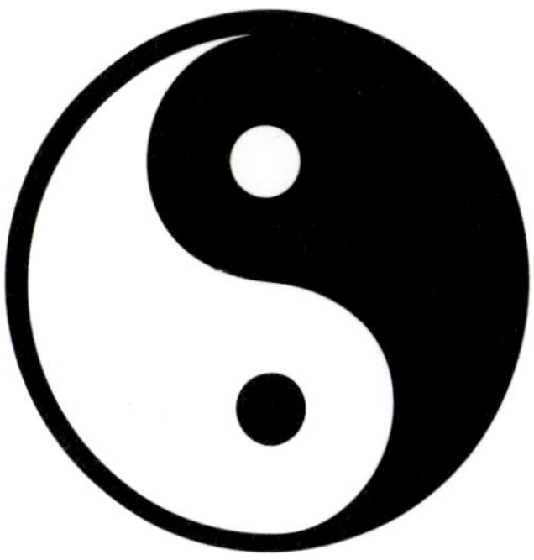

Polaritäten sind nicht voneinander zu trennen – die eine kann ohne die andere nicht bestehen. Jede wird erst im Vergleich mit der anderen erkennbar, und jede ist, wie das Symbol zeigt, ein wenig in der anderen enthalten. In jedem Yin existiert auch Yang, in jedem Yang ist auch Yin. Wie wenig jeder Pol absolut zu verstehen ist, soll das nachstehende Beispiel erläutern: In bezug auf die Hände verkörpern die Füße das Yin-Prinzip. Betrachten wir sie aber auf den Bauch bezogen, erscheinen sie als Yang. Ihren Yin-Bezug haben die Füße, weil der Boden, auf dem sie stehen, das mütterliche Element verkörpert und weil die Yin-Meridiane an den Zehen beginnen. Die Yang-Meridiane dagegen beginnen an den Fingern – sie beziehen ihre Yang-Energie vom väterlichen Himmel. Auf den Bauch bezogen, symbolisieren die Füße dagegen eher das aktive, harte und haltende Element, im Gegensatz zum weichen, passiven und runden Bauch.

In unserem täglichen Leben wird häufig einer der beiden Pole überbetont. Das ist ein wichtiger Grund für viele Disharmonien. In unserer männlich betonten Welt ist es kein Wunder, daß dem Yang oft eine zu große Bedeutung beigemessen wird. Verstand, Geld und Macht sowie Überaktivität herrschen vor. Das Ergebnis dieses Denkmusters ist die Unterdrückung von Gefühlen, eine Unterbewertung des Unbewußten und die Vertreibung der Stille. Natürlich erzeugt diese Einseitigkeit Konflikte und eine gespannte Atmosphäre in allen Bereichen des Lebens – und so auch Verspannungen und Disharmonien im Körper.

Die Meridiane

Der Strom der Energie fließt entlang den Meridianlinien durch den Körper. Diese Kanäle verlaufen auf der Körperoberfläche, sie sind aber nicht sichtbar. Die Akupunkturpunkte sind Teil dieses Meridiansystems. Zum Teil gehen Zweige der Meridiane ins Körperinnere zu den Organen. Auf diese Weise ist es möglich, durch eine Behandlung der Hautoberfläche Einfluß auf innere Organe zu nehmen. Zwölf Hauptmeridiane beziehen sich auf die wichtigsten Körperorgane. Sie verlaufen auf der rechten und – spiegelbildlich – auf der linken Körperhälfte.

Sechs Meridiane sind dem weiblichen und weitere sechs dem männlichen Prinzip zugeordnet. Wenn der Mensch mit erhobenen Armen steht, dann fließen die Yin-Meridiane von unten nach oben, die Yang-Meridiane von oben nach unten.

Drei Meridiane beginnen an den Füßen und ziehen in Richtung Kopf, drei weitere haben ihren Anfang in der Brustgegend und fließen an der Arm-Innenfläche zu den Händen. Das sind die sechs Yin-Meridiane: Milz-Pankreas-, Nieren-, Leber-, Lungen-, Herz- und Herz-Kreislauf-Meridian.

Drei Meridiane beginnen an den Händen und fließen an der Arm- Außenseite zur Schulter. Die drei restlichen beginnen am Kopf und ziehen hinunter zu den Füßen. Das sind die sechs Yang-Meridiane: Dreifacher Erwärmer, Dickdarm-, Dünndarm-, Magen-, Blasen- und Gallenblasen-Meridian.

YIN-MASSAGE

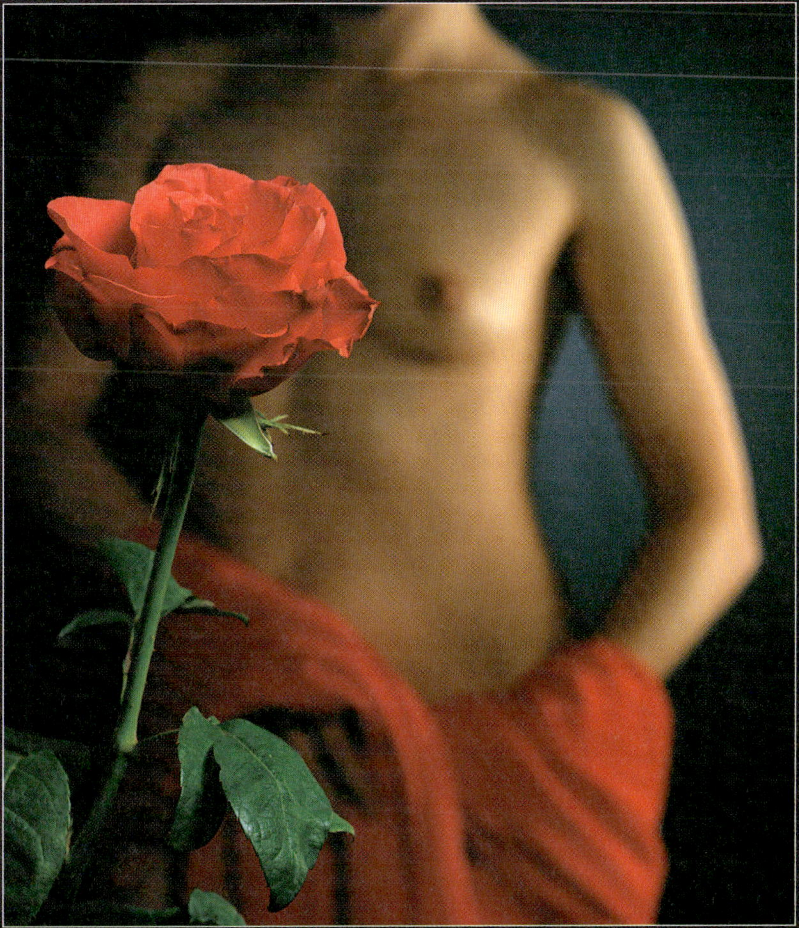

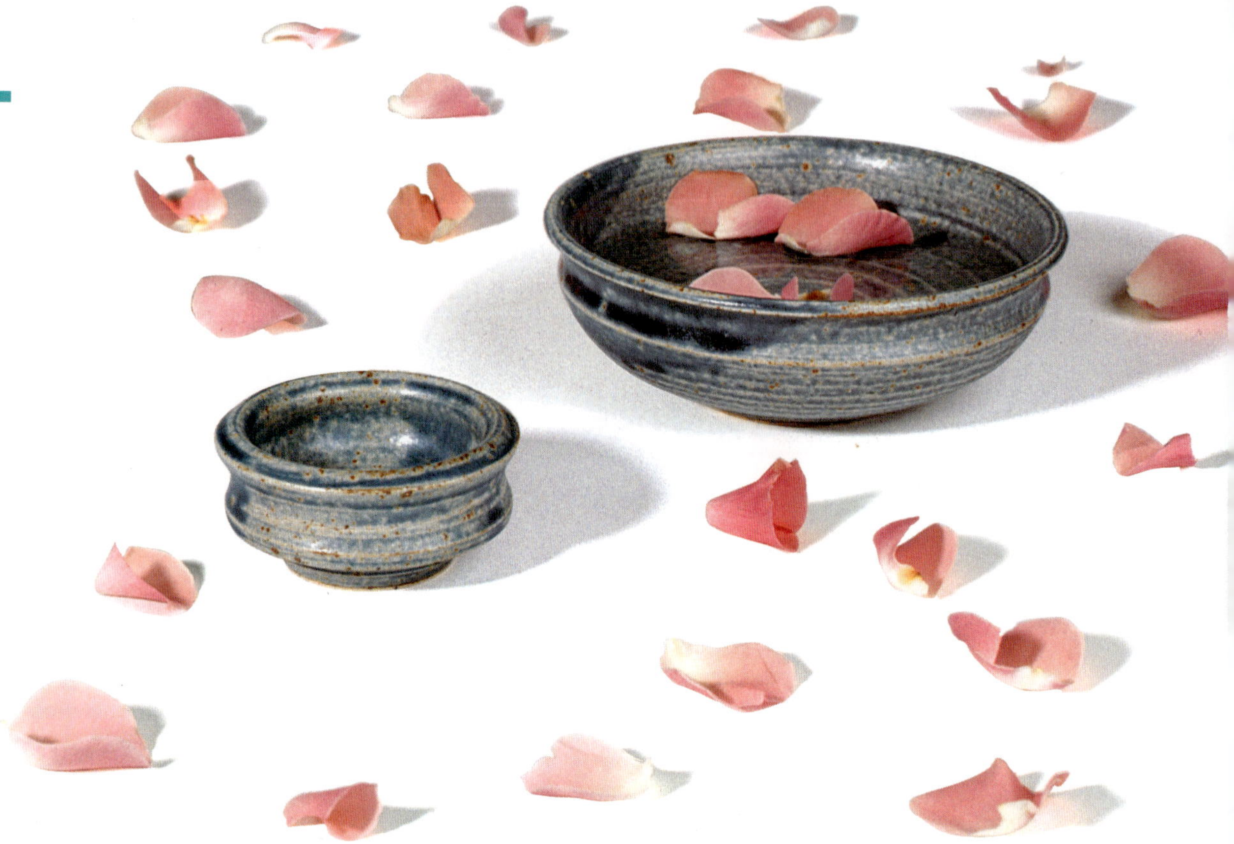

Yin-Massage

Eine Yin-Massage aktiviert, wie es der Name schon sagt, die Yin-Energie im Körper. Da die Yin-Meridiane an den Füßen beginnen und in Richtung Oberkörper verlaufen, beginnt man mit der Massage an den Füßen. Langsam arbeitet man sich hoch bis zu den Händen. So wird das ganze Yin-System angeregt.

Bei dieser Massage kann es vorkommen, daß ein Gefühl durch den Körper geht, das als Schauder, Kribbeln oder Gänsehaut empfunden wird. Es ist ein Zeichen dafür, daß die Yin-Energie zu fließen beginnt und darf deshalb als positiv gewertet werden. Wer sehr sensibel ist, kann den Fluß durch den Körper – und damit den Verlauf der Yin-Meridiane – exakt beschreiben. Übrigens: Gänsehaut wird meist als Kältegefühl erlebt. Deshalb wird es vom Massierten sehr geschätzt, wenn man die Körperteile deckt, die im Moment nicht massiert werden.

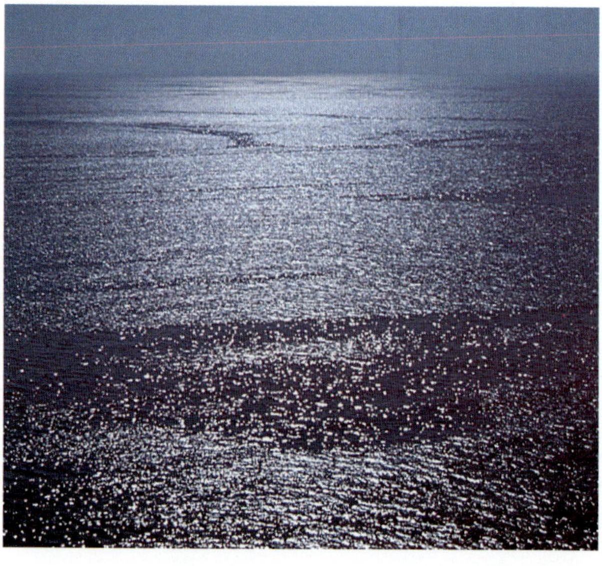

Anwendungen

Im Gegensatz zur Yang-Massage ist diese Massageart besonders für Menschen geeignet, die zuviel Energie haben. Die Massage wirkt stark öffnend. Es können zum Teil sogar heftige Gefühlsausbrüche ausgelöst werden. Wichtig ist daher, auf die Bedürfnisse des zu Massierenden feinfühlig einzugehen, da sonst die Gefühle außer Kontrolle geraten können. Die Massage empfiehlt sich speziell bei:

- hohem Blutdruck
- Streßzuständen
- Überaktivität
- Nervosität
- Gefühlskälte
- Schlafstörungen
- Prüfungsangst

Gute Wirkung zeigt die Yin-Massage besonders dann, wenn Hände und Füße überhitzt sind, oder der Bauch kalt ist.

Tip

Eine entspannende Yin-Massage ist am wirkungsvollsten am Abend, wenn man nach getaner Arbeit Schwierigkeiten hat, abzuschalten und zur Ruhe zu kommen. In der Zeit des abnehmenden Mondes kann das Resultat noch verstärkt werden.

Basisöl

Als Basisöl sollte bei einer Yin-Massage ein eher sanftes Öl verwendet werden. Dazu zählen Weizenkeim-, Aprikosenkern- oder Ringelblumenöl.

Essenzen

Für eine Yin-Massage eignen sich vor allem ätherische Öle, die als weich, sanft und rund empfunden werden. Vorwiegend werden sie aus Blüten gewonnen. Gestaute Gefühle können damit zum Fließen gebracht und Blockaden gelöst werden. Diese Öle aktivieren den weiblichen Teil der Psyche und bringen uns in Kontakt mit unserem Unterbewußtsein.

Geranium	Bringt gestaute Gefühle wieder zum Fließen. Bei seelischen Verletzungen und dem Gefühl, nicht verstanden zu werden.
Hyazinthe	Narkotischer Duft. Besonders geeignet für Menschen, die ihre Gefühle und Bedürfnisse unterdrücken.

Jasmin	Starke Wirkung auf der Gefühlsebene. Für Menschen, die Schwierigkeiten haben, die Kontrolle aufzugeben und in ihre Gefühle hinabzutauchen.
Lavendel	Bei Spannungen und nervöser Überlastung, innerer Verstimmung und Unsicherheit.
Muskatellersalbei	Harmonisierende Wirkung auf das hormonelle Gefüge – besonders für Frauen bei Menstruationsstörungen und im Klimakterium.
Neroli	Besonders starker Bezug zum Unbewußten. Bietet Schutz in schwierigen Situationen. Zur Unterstützung der Trauerarbeit.
Patchouli	Bringt uns in Kontakt mit den Erdenergien, vermittelt Kraft und Lebensenergie bei allen Erschöpfungszuständen.
Petitgrain	Als Durchbruchhilfe, wenn Tränen oder Wut unterdrückt werden. Löst festsitzende Blockaden.
Rose	Öffnende Wirkung, kann einen Gefühlsschwall auslösen. Bei Streß und nervösen Spannungen.
Veilchen	Gibt Mut, sich mit der eigenen Weiblichkeit einzulassen.
Ylang-Ylang	Besonders geeignet für Männer, die ihrem weiblichen Anteil näherkommen wollen.

Vorsicht

Bei starken Gefühlsausbrüchen darf man auf keinen Fall die Nerven verlieren. Der zu Massierende braucht einfühlsame Zuwendung. Warme Hände, die immer den Kontakt zum Körper behalten, vermitteln ein Gefühl von Geborgenheit und Verständnis. In solcher Atmosphäre können hochkommende Gefühle, können Tränen oder Wutausbrüche sehr heilsam sein.

Lagerung

Rückenlage mit Knierolle. Unter den Kopf kann ein Kissen oder ein gefaltetes Tuch gelegt werden. Die Massage wird entweder auf dem Boden oder auf einer Liege durchgeführt. Zwei Frottiertücher sind notwendig, um die Körperteile zu decken, die nicht massiert werden.

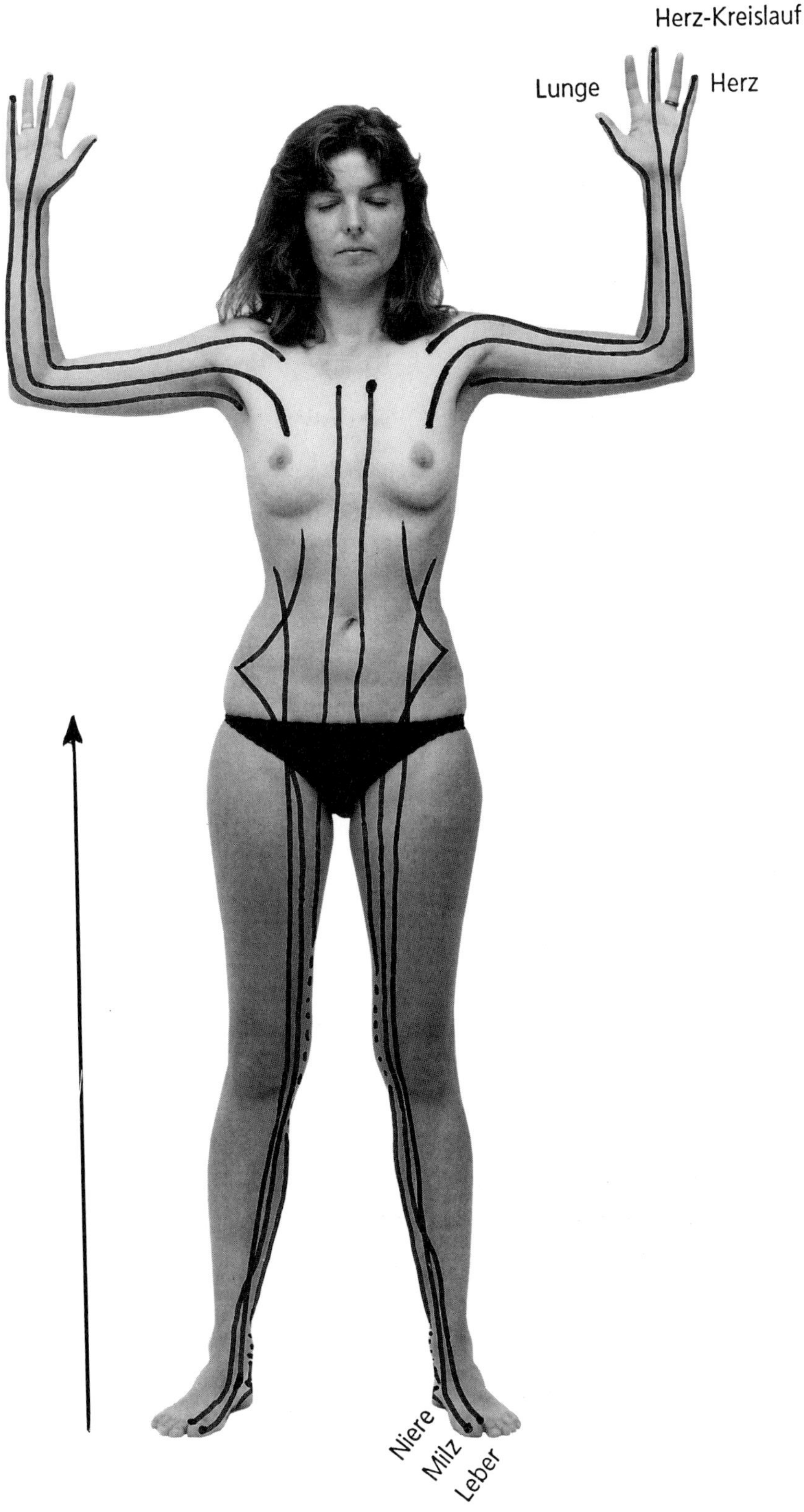
Herz-Kreislauf
Lunge
Herz
Niere
Milz
Leber

Yin-Massage

Dauer: ca. 45 Minuten

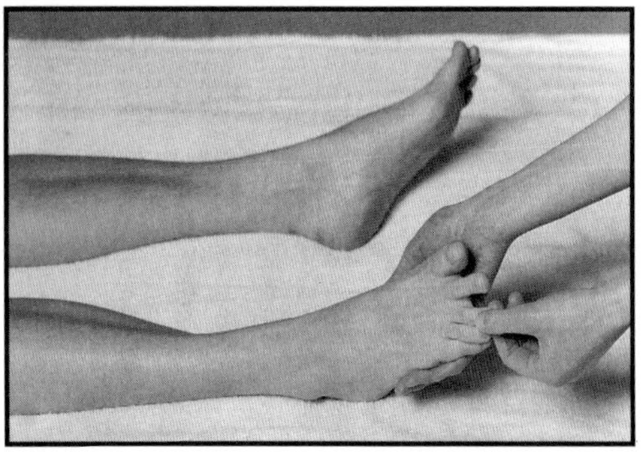

Zuerst wird das linke Bein bearbeitet. Den Fuß sowie die ganze Bein-Innenseite einölen. Dabei vom Fuß ausgehen und gegen oben streichen.

Zehen kreisen und ziehen. Besonders intensiv den großen Zeh behandeln.
Am Großzeh befinden sich die Anfangspunkte des Leber- und des Milz-Pankreas-Meridians. Beide gehören zu den Yin-Meridianen.

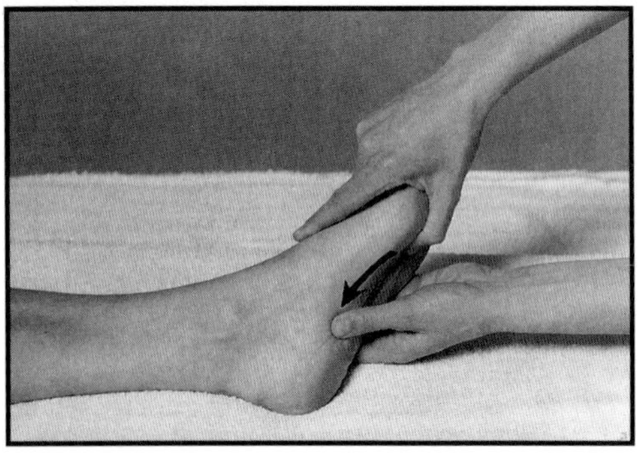

Fuß: Die Zwischenräume der Mittelfußknochen gegen das Fußgelenk hin ausstreichen.

Fußsohle: Mit den Daumen vom Punkt zwischen den Zehenballen zur Innenseite der Ferse wechselnd streichen.
Hier befindet sich der Anfang des Nieren-Meridians.

Ferse: An der Innenseite mit flachen Fingern kreisen.

Fußgrundgelenk: Ebenfalls nur an der Innenseite den Knöchel umkreisen.

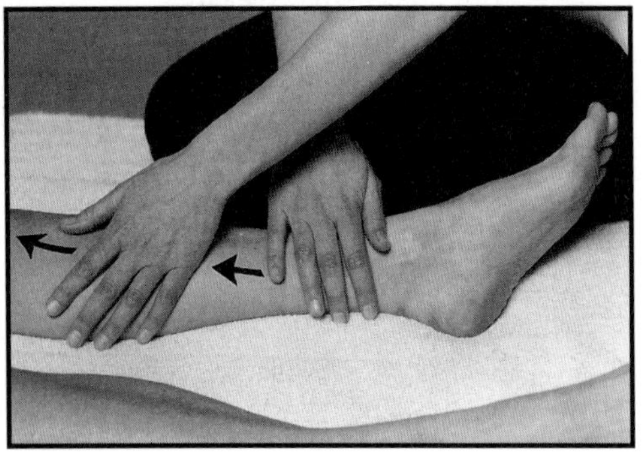

Unterschenkel: Hand über Hand Richtung Knie streichen.
Auch hier nur auf der Bein-Innenseite bleiben, damit nur die Yin-Energie angeregt wird.

Unterschenkel: Mit den Daumen von unten nach oben Achtertouren beschreiben.

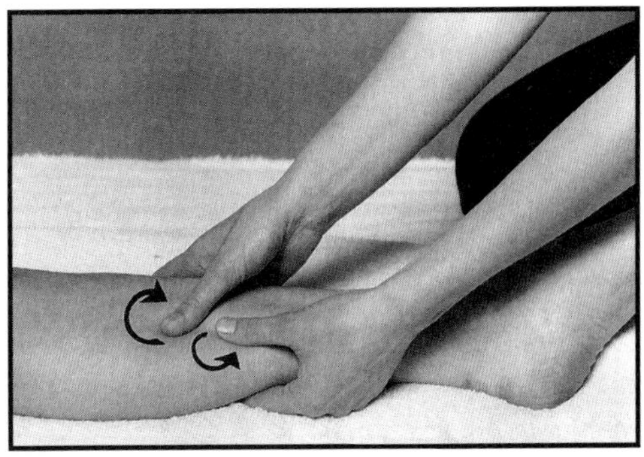

Knie: Gelenk-Innenseite ausgiebig umfahren.
Da die Lymphbahnen am Knie durch eine Art Flaschenhals fließen, gibt es hier viele Stauungen.

Oberschenkel: An der Innenseite des Beines Hand über Hand bis zur Leiste streichen.

Oberschenkel: Fingerzirkelung gegen oben. Dabei Druck jeweils Richtung Leiste geben.

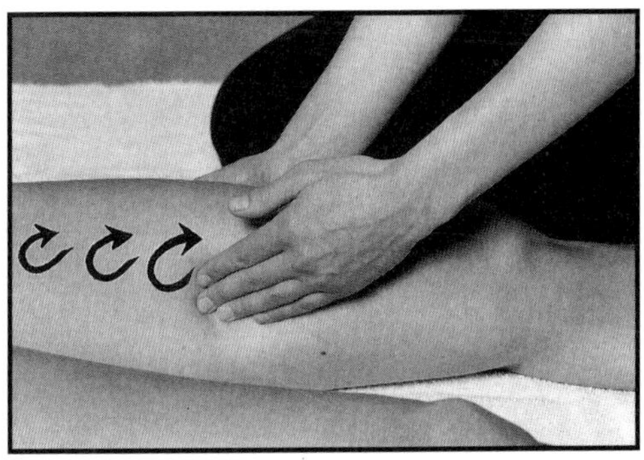

In der gleichen Weise, wie zu Beginn beim Einölen beschrieben, wird nun der Fuß zum Rumpf hin auf der Innenseite gestrichen.

Nun wird das rechte Bein in Angriff genommen und in gleicher Weise behandelt wie das linke.

Bauch: Zuerst im Uhrzeigersinn eine Streichung über den ganzen Bauch ausführen.

Dann mit der Kante des kleinen Fingers wechselhändig am Beckenknochen entlang zur Taille fahren.

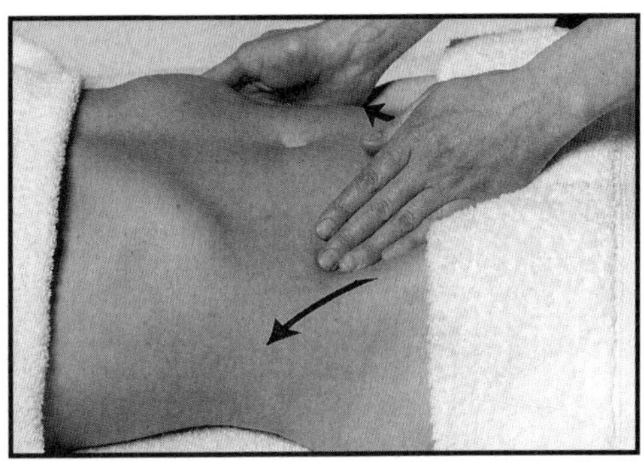

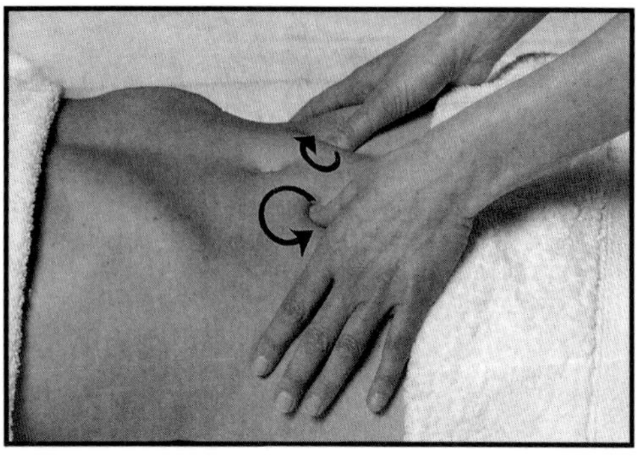

Daumenzirkelungen von unten nach oben über den Bauch. Der Abstand von der Körpermitte beträgt dabei 2 Fingerbreiten.
Damit wird der Nieren-Meridian bearbeitet.

Den Solarplexus (Sonnengeflecht) mit flacher Hand im Uhrzeigersinn behandeln.

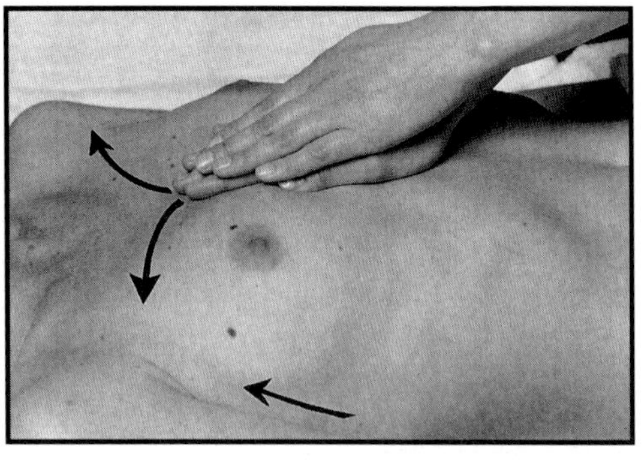

Brust: Auf dem Brustbein mit beschwerter Hand hochfahren. Oben lösen sich die Hände voneinander und fahren unter dem Schlüsselbein gegen außen. Diese Streichung einige Male durchführen. Anschließend gleichzeitig mit beiden Händen seitlich der Brust zur Achselhöhle hochfahren und leicht um die Brust streichen.

Arm: Die Arm-Innenseite von der Achsel aus zur Hand hin mit streichenden Bewegungen einölen. Hand über Hand den ganzen Arm streichen – ausgehend von der Schulter bis zur Hand.

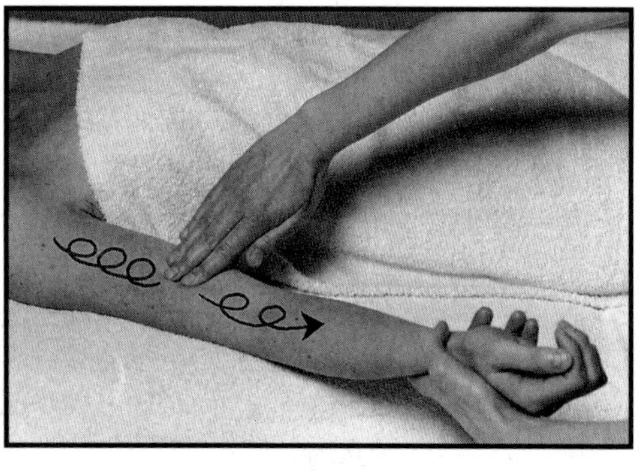

Fingerzirkelung auf etwa zwei Bahnen.
Hier befinden wir uns auf den drei oberen Yin-Meridianen: Herz-Meridian, Herz-Kreislauf-Meridian und Lungen-Meridian.

Handgelenk: Mit den Daumen Achtertouren auf dem inneren Handgelenk beschreiben.

Handteller: Die Handrückseite mit den kleinen Fingern halten und mit den Daumen auf der Handinnenfläche Achtertouren beschreiben.

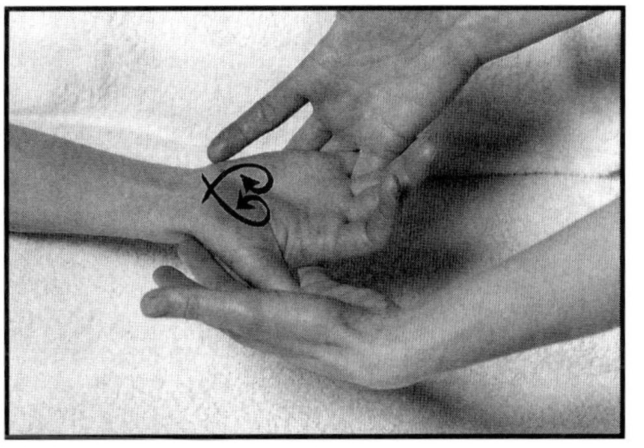

Den anderen Arm in gleicher Weise behandeln.

Ausstreichung: Die Schluß-Ausstreichung wird über den bedeckten Körper hinweg vorgenommen. Man beginnt damit an den Fuß-Innenseiten und fährt an den Bein-Innenseiten hoch. Auf dem Bauch kreuzen sich die Hände, fahren zwischen den Brüsten durch und verlaufen schließlich an den Arm-Innenseiten bis zu den Händen.

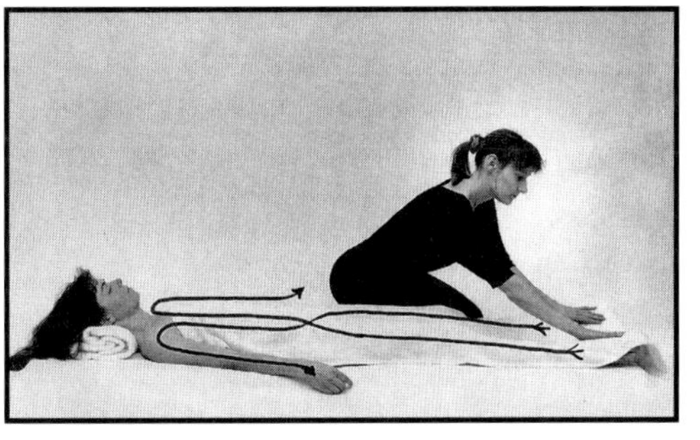

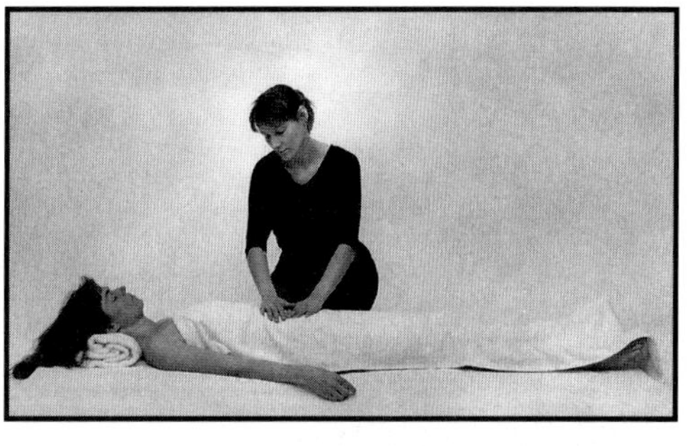

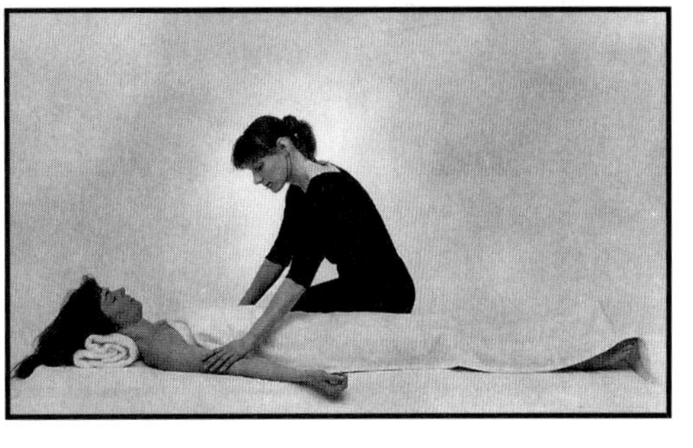

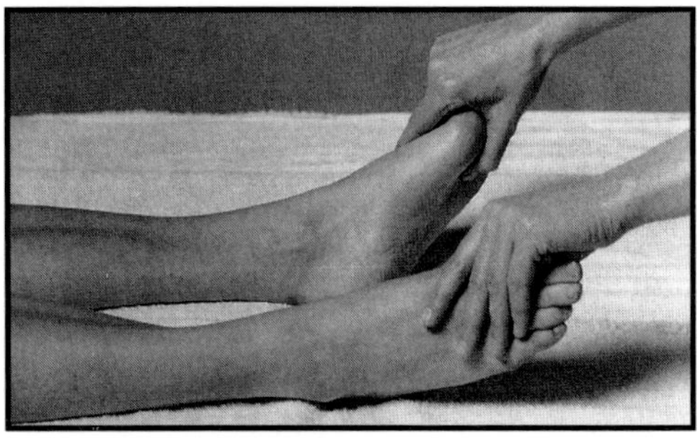

Am Schluß wird der Punkt zwischen den Zehenballen mit den Daumen für 1 bis 3 Minuten leicht gehalten.
Das entspannt zum Abschluß noch einmal tief und lässt die Massage nachwirken.

YANG-MASSAGE

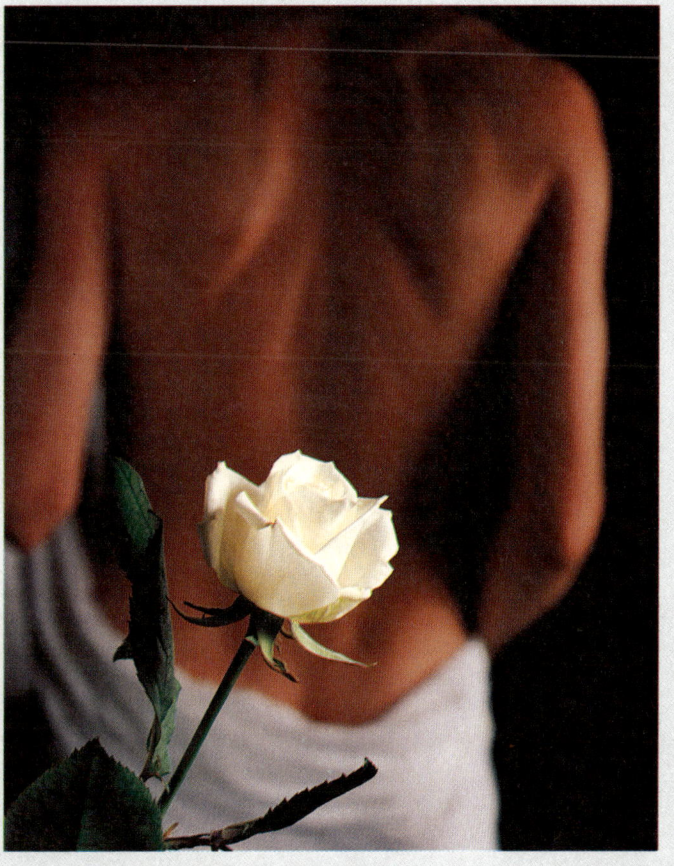

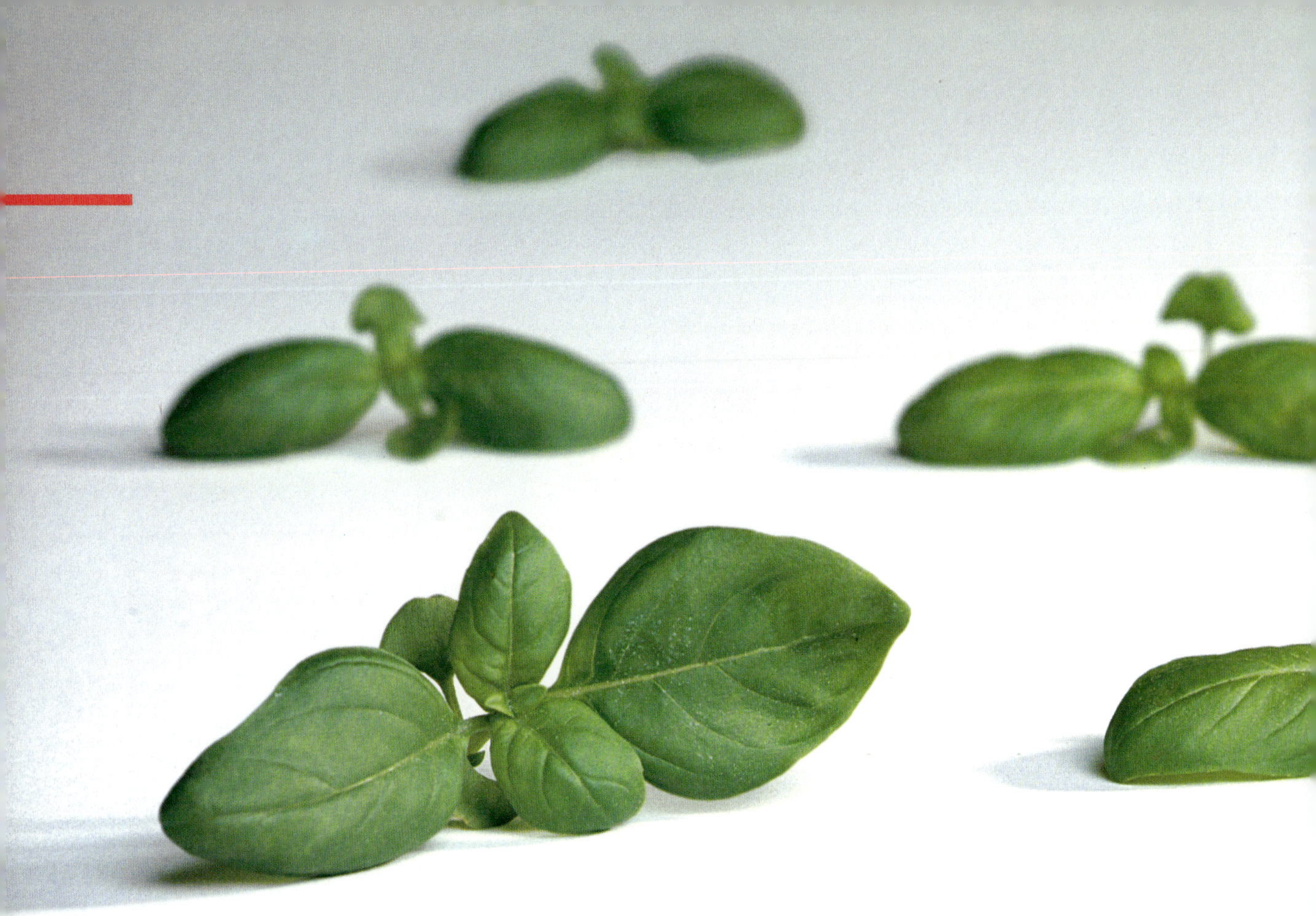

Die Yang-Massage

Durch eine Massage der Rückseite des Körpers werden die Yang-Energien angeregt. Man beginnt dabei in der Kopfregion und arbeitet Richtung Füße, also im Verlauf der Yang-Meridiane. Dadurch werden diese Meridiane erfaßt und stimuliert.

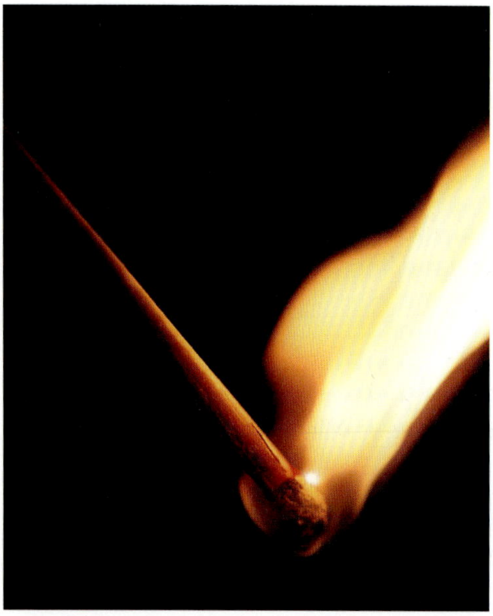

Mit Hilfe eines einfachen Tests ist es möglich, herauszufinden, ob eine Yang-Massage angebracht ist oder nicht. Als Indikator dient die Körpertemperatur. Fühlen sich Rücken, Gesäß und Oberschenkel kälter an als Bauch und Vorderseite des Körpers, so wird eine Yang-Massage eine besondere Wohltat sein.

In diesem Zusammenhang spricht man auch von Leere und Fülle. Eine kalte Körper-Rückseite deutet auf eine Energieleere der Yang-Meridiane hin. Durch eine Tonisierung dieser Körperbereiche wird die Temperatur ausgeglichen. Ziel der Massage ist es, Ungleichgewichte der Energien zu beseitigen und die Körpertemperatur zu harmonisieren.

Häufig kommt es vor, daß man einfach das Bedürfnis hat, an der Rückseite massiert zu werden, ohne daß man dafür bewußt einen Grund nennen könnte. Diesem Gefühl darf man ruhig nachgeben.

Anwendungen

Es handelt sich um eine Massageform, die Kraft und Stärke vermittelt. Sie ist besonders geeignet für Personen, die sich geschwächt fühlen oder die sich zu stark geöffnet haben. Sie empfiehlt sich bei:

- niedrigem Blutdruck
- Handlungsunfähigkeit
- Energiemangel
- Passivität
- depressiver Grundhaltung
- Mangel an Durchsetzungsvermögen
- Immunschwäche

Tip

Eine kräftigende Yang-Massage sollte nach Möglichkeit in der ersten Tageshälfte vorgenommen werden. Oft erzielt man auch ein besseres Resultat, wenn in der Zeit des zunehmenden Mondes massiert wird.

Basisöl

Als Basisöl empfiehlt sich bei einer Yang-Massage die Verwendung eines energiereichen Öls. Dazu zählen in erster Linie Oliven-, Sesam- und Erdnußöl, die besonders viel Sonnenkraft gespeichert haben und dadurch helfen, den Fluß der Energien im Körper anzuregen. Olivenöl ist jedoch sehr fett und wird besser mit anderen Basisölen gemischt.

Essenzen

Für eine Yang-Massage eignen sich vor allem ätherische Öle, die aus Hölzern, Harzen, Wurzeln oder kräftigen Gewürzpflanzen hergestellt werden. Yang-Öle vereinigen in sich die Eigenschaften der Yang-Energie: das Harte, Stramme, Aufrechte und Tragende. Hölzer-Öle verfügen über eine starke, aufrichtende und strukturierende Kraft. Ätherische Öle, die aus Rosmarin, Basilikum oder Thymian gewonnen werden, symbolisieren das Kämpferische und Zielstrebige und stärken Durchsetzungskraft und Selbstbehauptungswillen. Alle Yang-Öle vermitteln viel Energie.

Angelikawurzel	Diese überaus stark wachsende Pflanze ist ein allgemeines Stärkungsmittel und steigert die Abwehrkräfte.

Basilikum	Hilft bei Erschöpfung und Entschlußlosigkeit, zudem stimuliert es den Fluß der Meridiane besonders kräftig.
Bohnenkraut	Hilft bei Energielosigkeit und Antriebsschwäche und vermittelt Kraft und Zuversicht.
Ingwer	Kurbelt die Energie an, wenn die Kraftreserven erschöpft sind.
Lorbeer	Baut das Immunsystem auf und hilft bei schwachem Selbstbewußtsein.
Rosmarin	Bei Antriebsschwäche, Trägheit und schwachem Willen. Stärkt die Durchsetzungskraft und verbessert die Durchblutung des Körpers.
Thymian	Vermittelt Mut und gibt Zähigkeit, schwierige Situationen durchzustehen. Stärkt die Lebenskraft bei Schwächezuständen.
Zedernholz	Wirkt sehr kräftigend, besonders auf den Unterleibsbereich.
Zirbelkiefer	Hilft bei Mangel an Mut und Selbstvertrauen.

Vorsicht

Besondere Vorsicht ist bei Krampfadern geboten. Die bei einer Yang-Massage erforderliche Streichrichtung verläuft gegen den venösen Blutstrom und würde einen zusätzlichen Venenstau verursachen. Die Yang-Energie kann man in solchen Fällen anregen, indem man mit der Hand im Abstand von 1 bis 2 cm ohne Körperkontakt über die Krampfadern streicht.

Lagerung

Bauchlage – entweder auf dem Boden oder auf einer Massageliege. Wenn die Fußgelenke mit einer Fußrolle erhöht werden, wird der untere Rücken entlastet und man kann insgesamt bequemer liegen. Wenn die Arme massiert werden, sollten sie jeweils angewinkelt neben dem Kopf liegen. In der übrigen Zeit können die Arme beliebig plaziert werden.

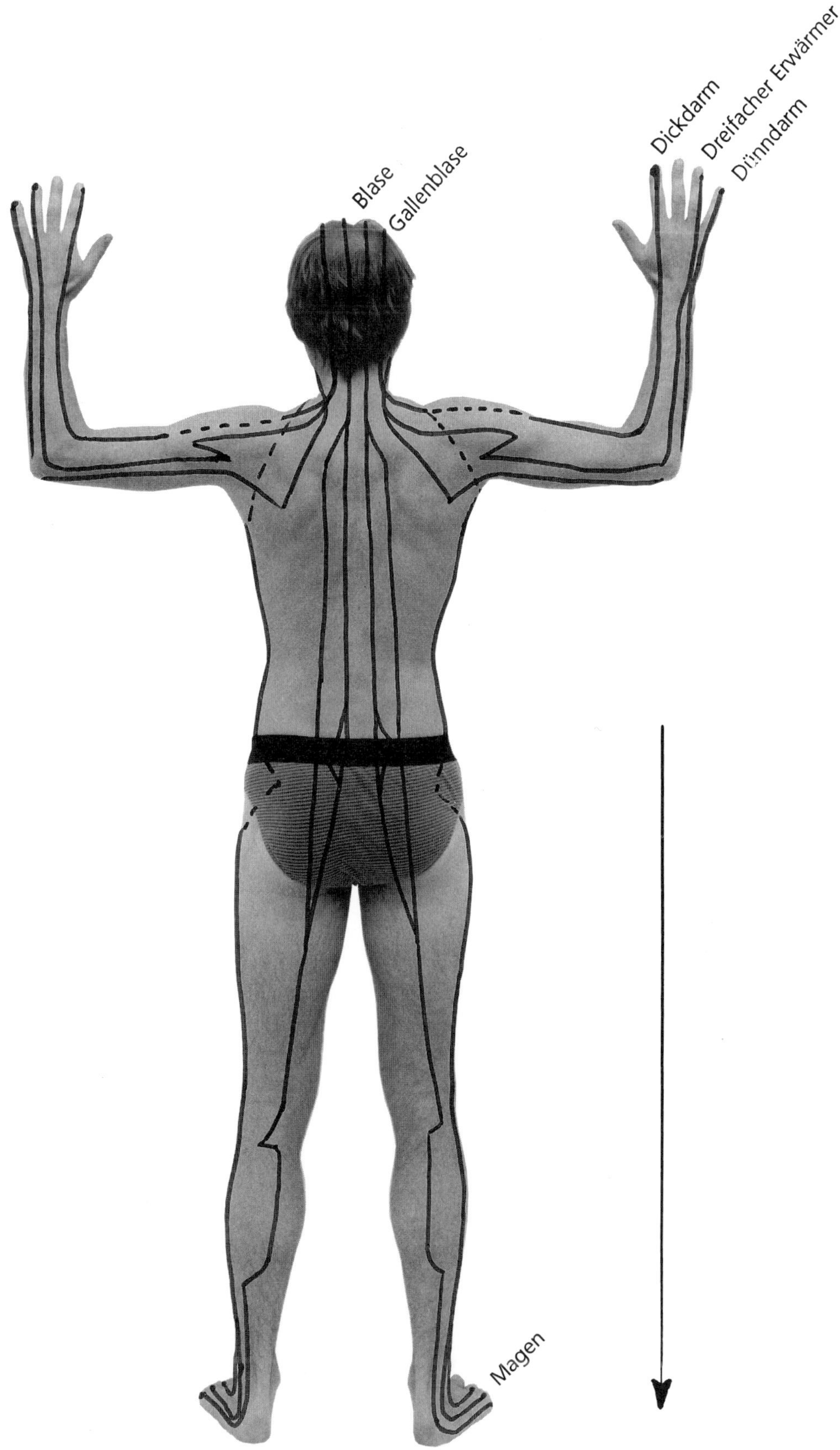
Blase
Gallenblase
Dickdarm
Dreifacher Erwärmer
Dünndarm
Magen

Yang-Massage

Dauer: ca. 45 Minuten

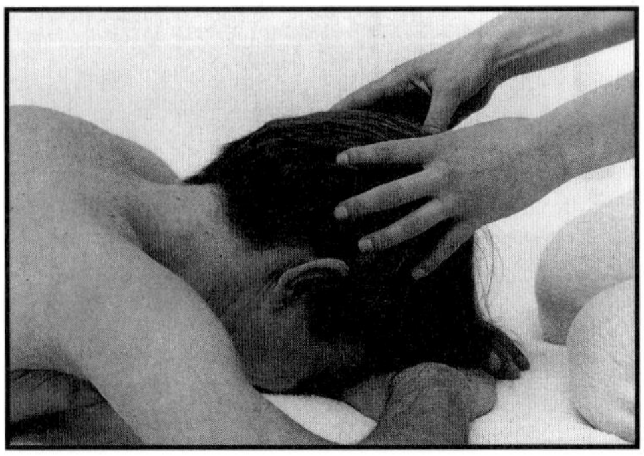

Hinterkopf: Mit den Fingerkuppen aufsetzen und die Kopfhaut in kreisenden Bewegungen verschieben. Einige Male Finger leicht versetzen.
Wirkt zu Beginn der Massage besonders entspannend. Zudem hat man zu diesem Zeitpunkt noch kein Öl an den Händen und macht so die Haare nicht fettig.

Arm: Von der Hand ausgehend die Außenseite des Arms Richtung Schulter einölen.
An den Armen werden der Dreifache Erwärmer sowie Dünn- und Dickdarm-Meridian beeinflußt.

Finger: Etwas bewegen, lockern und schließlich zur Hand hin ausstreichen.

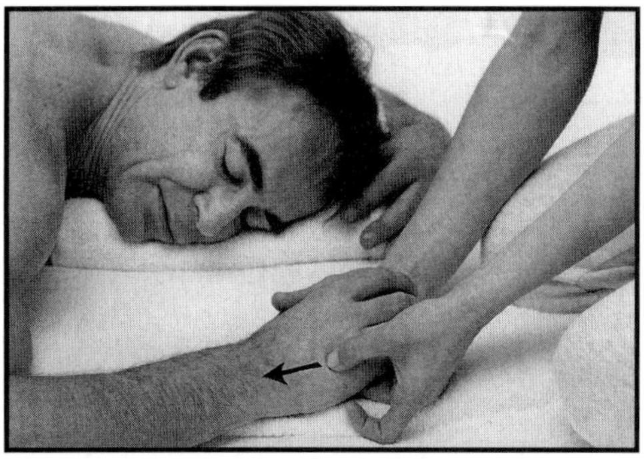

Mittelhandknochen: Die Zwischenräume mit den Daumen bis zum Handgelenk ausstreichen.
Das hilft, die Beweglichkeit zwischen den Knöcheln zu erhalten.

Handgelenk: Achtertouren mit Daumen.

Unterarm: Hand über Hand herzwärts streichen. Achtertouren mit Daumen in einer Bahn herzwärts beschreiben.

Ellenbogen: Um alle drei Knöchelchen kreisen. Dabei den Druck Richtung Oberarm leicht verstärken.
Da die Haut am Ellenbogen meistens trocken ist, mit reichlich Öl weich massieren.

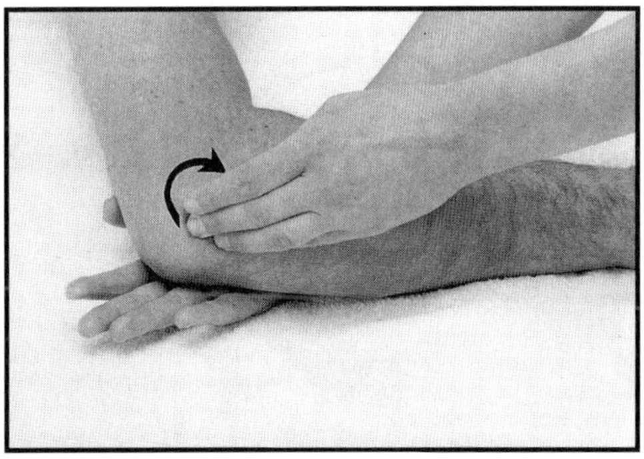

Oberarm: Hand über Hand herzwärts streichen. Darauf hin folgen Achtertouren mit Daumen in 1 oder 2 Bahnen Richtung Schulter.

Den andern Arm gleich behandeln.

Schultergelenk: Umkreisen mit ganzer Handinnenfläche.

Rücken: Einölen, von oben nach unten.
Der Rücken wird beherrscht vom Blasenmeridian. Jede Bahn dieses Meridians teilt sich hier in zwei Äste.

Nacken: Beidseitig mit Handballen kreisen. Anschließend mit den Daumen kreisen.
Hier darf ausgiebig massiert werden, denn die meisten Verspannungen konzentrieren sich auf den Nackenbereich. Diese Massage wird meist als besonders angenehm empfunden.

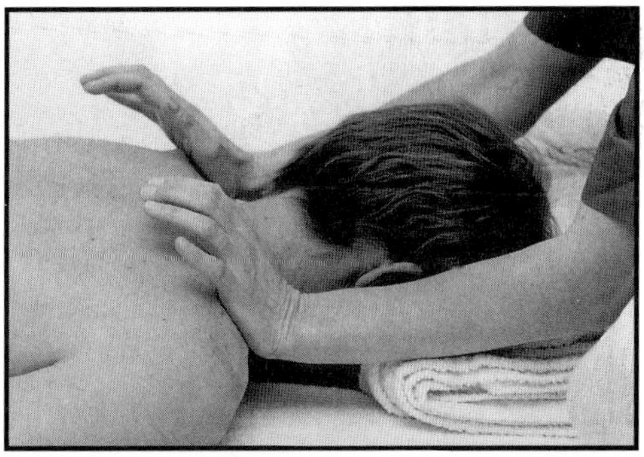

Schultergräte ausstreichen: Mit Zeige- und Mittelfinger rechts und links vom Knochen hin und her streichen.
Die Schulterblattgräte ist eine wichtige Ansatzstelle für Muskeln und Sehnen. Mit diesem Griff werden sie leicht gedehnt.

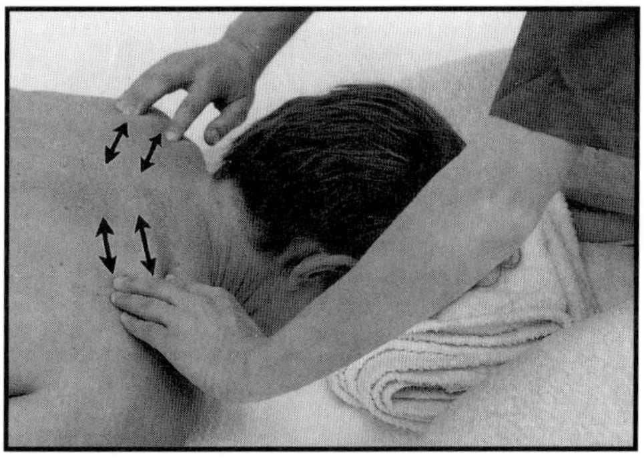

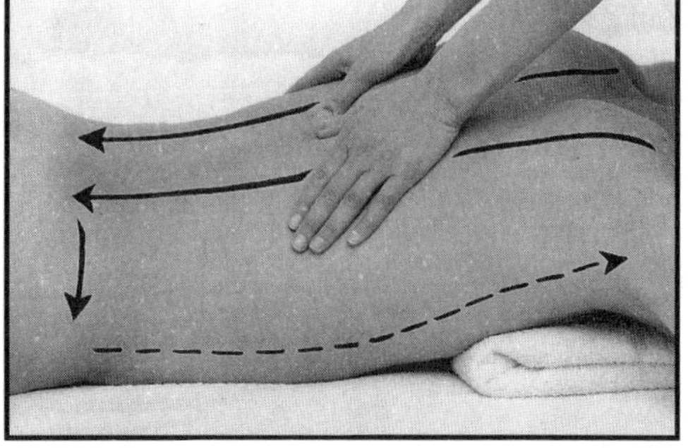

Wirbelsäule: Über den Rücken rechts und links neben der Wirbelsäule vom Nacken bis zum Gesäß fahren. Dabei zunächst Druck auf die Daumen geben, anschließend Druck auf die ganze Hand. Einige Male beide Varianten ausführen. Die Hände werden auf beiden Körperseiten ohne Druck zur Ausgangslage zurückgeführt.

Beidseitig der Wirbelsäule mit dem Daumen kreisen. Als Achtertouren und parallel kreisend, dabei den Druck fußwärts geben.

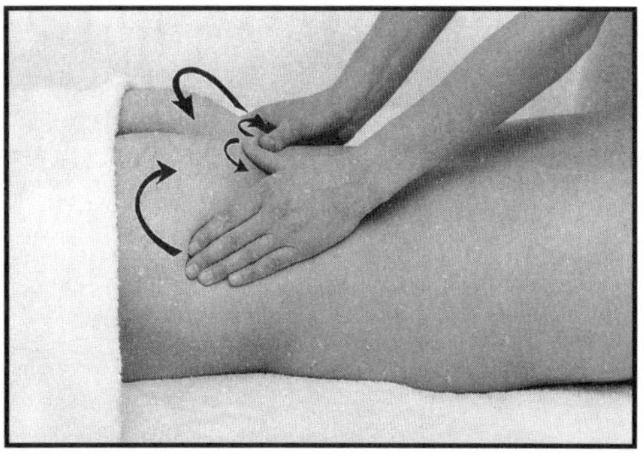

Gesäß: Mit den Fingern kreisen, dabei Druck auf die Mitte zu geben. Gleichzeitig mit dem Daumen auf dem Kreuzbein Kreise beschreiben.
Kreuzbeschwerden und Schmerzen in den untersten Lendenwirbeln sind sehr häufig. Hier ist auch der Sitz vieler Akupunkturpunkte. Daher ausgiebig behandeln! Diese Massage wirkt sehr lockernd und erleichternd.

Bein: Einölen – beim Oberschenkel anfangen bis zu den Füßen. Vor allem die Hinter- und Außenseite des Beins behandeln.
Hier können wir Gallenblasen- und Blasenmeridiane anregen.

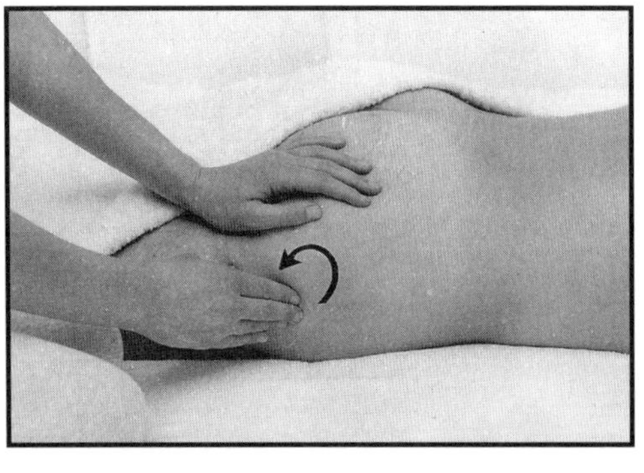

Hüftgelenk: Umkreisen mit den Fingern.
Wichtig bei langdauernden Hüftschmerzen, weil mit dieser Behandlung die Schmerzen gemildert werden. Schlacken, die sich hier festgesetzt haben, werden abtransportiert und eine eventuell vorhandene Energieleere aufgefüllt. Daher die Massage am Hüftgelenk oft und geduldig wiederholen.

Oberschenkel: Hand-über-Hand fußwärts streichen. Nur äußere und hintere Beinseite behandeln.

Oberschenkel: Achtertouren mit den Daumen bis zur Kniekehle ausführen. Nur Außen- und Hinterseite der Beine behandeln.
Hier am Oberschenkel findet man oft härtere Stellen. An diesen darf man etwas länger verweilen, um das Gewebe geschmeidiger zu machen. Auch kalte Oberschenkel brauchen etwas mehr Zuwendung.

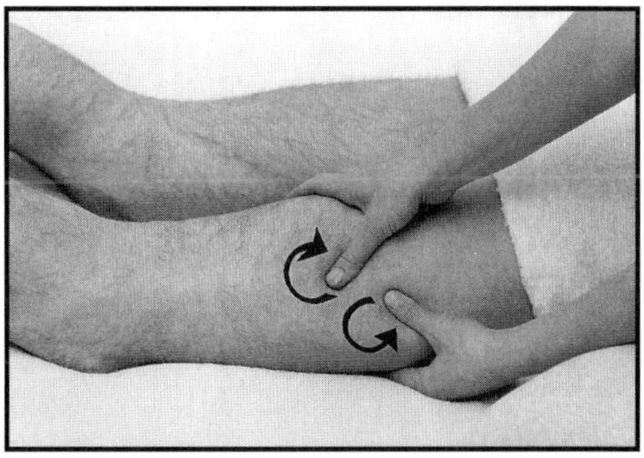

Kniegelenk: Äußere Seite umkreisen.
Besondere Aufmerksamkeit ist kalten oder schmerzenden Knien zu schenken. Mit viel Gefühl, aber auch mit Bestimmtheit behandeln.

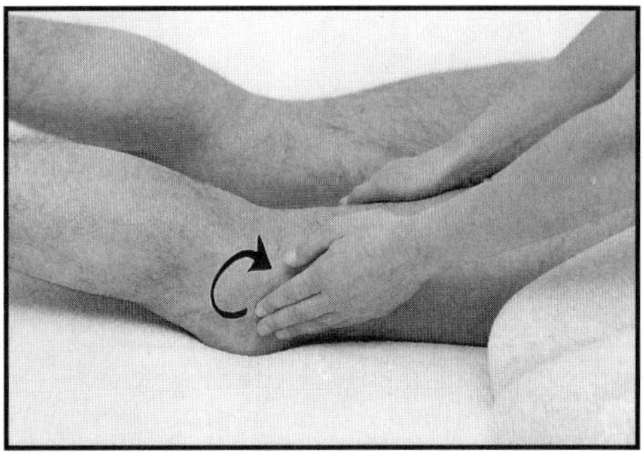

Kniekehle: Leichte Achtertouren mit den Daumen beschreiben.

Unterschenkel: Hand-über-Hand fußwärts streichen. Achtertouren mit den Daumen fußwärts in einer Bahn beschreiben.

Fußknöchel: Aussen umkreisen.
Dabei kann man die Furche zwischen Fußknöchel und Achillessehne besonders betonen. Am Schluß mit der Hand zum kleinen Zeh, dem Endpunkt des Blasenmeridians, ausfahren.

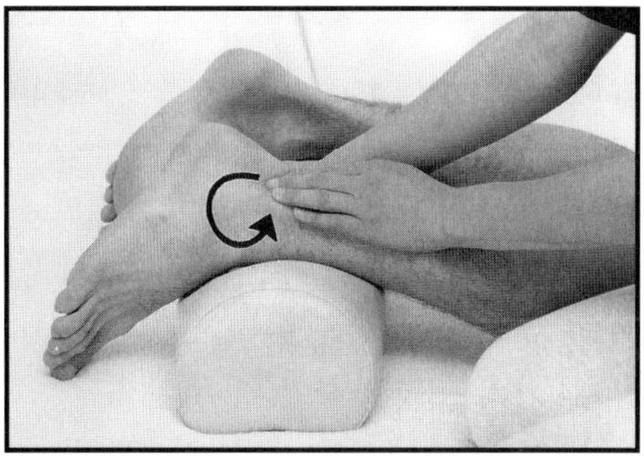

Anderes Bein in gleicher Weise massieren.

Ausstreichung des ganzen Yang

An der Schulter beginnend mit gekreuzten Armen langsam fußwärts streichen. Auf dem Kreuzbein kreuzen sich die Hände wieder und fahren dann parallel an den Beinen entlang bis zu den kleinen Zehen. Diese Streichung 3- bis 5mal wiederholen.

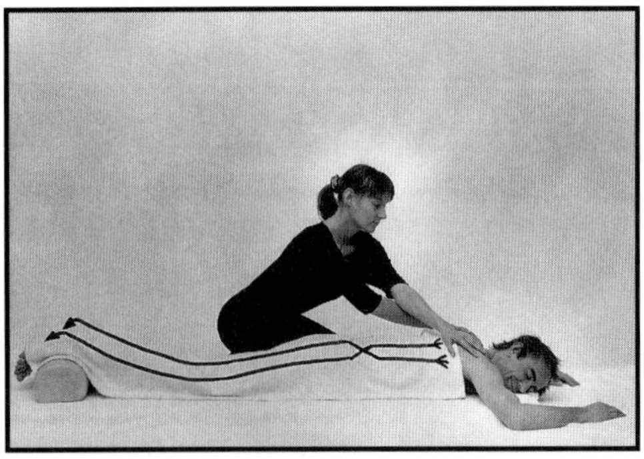

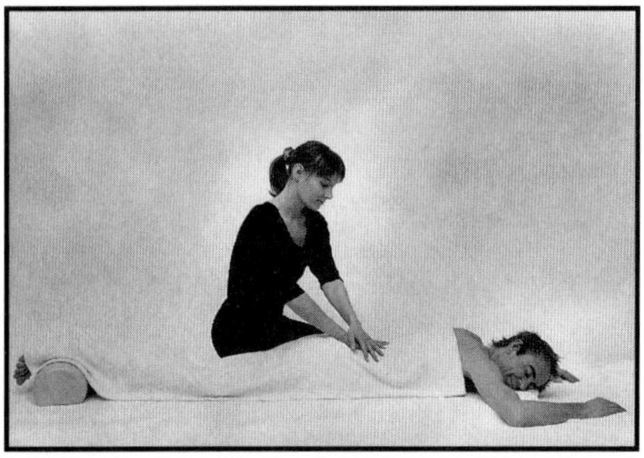

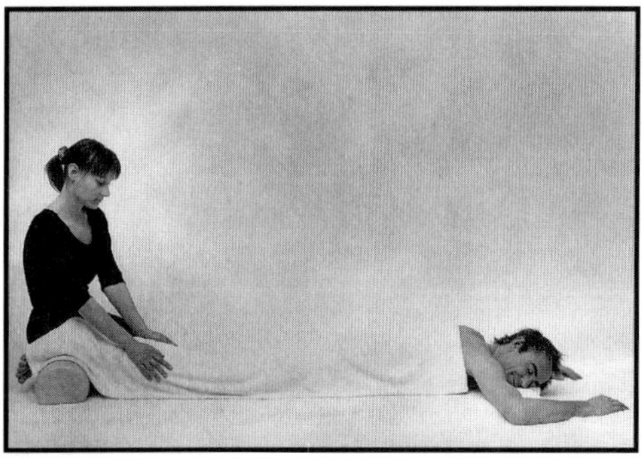

PARTNER-MASSAGE

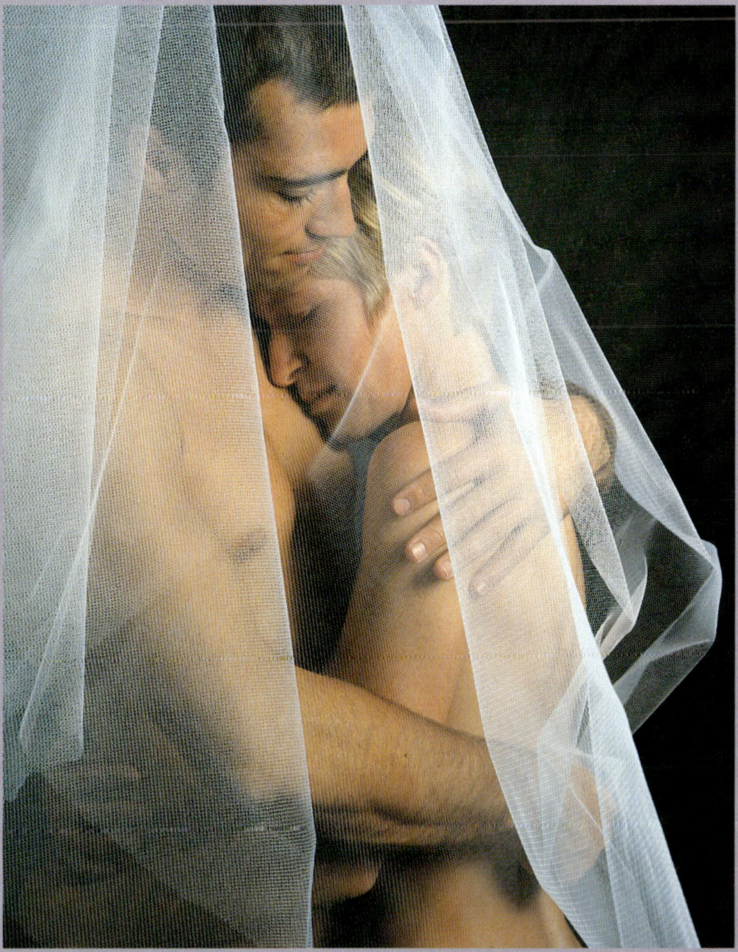

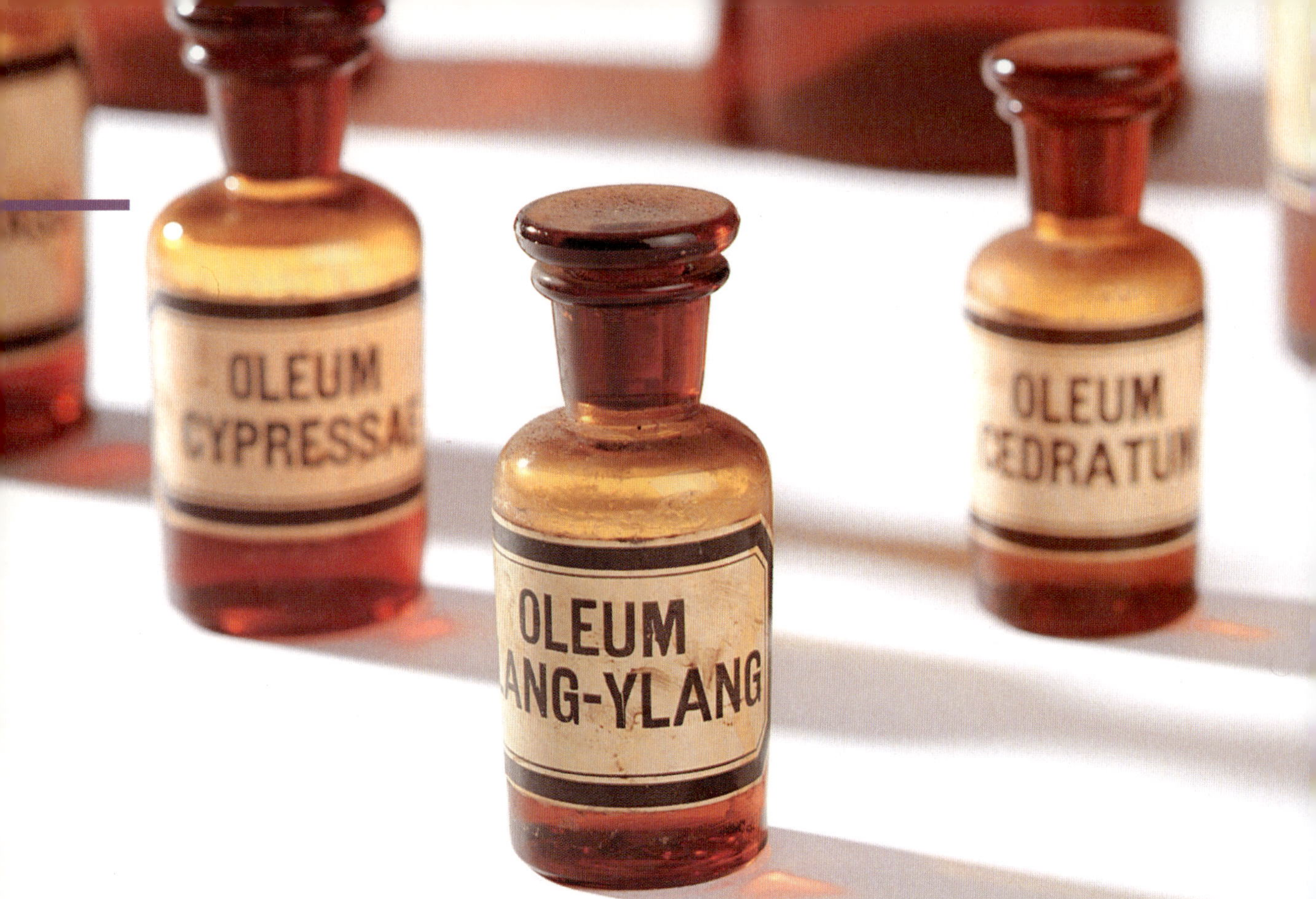

Partner-Massage

Eine Partner-Massage ist nicht nur für ein frisch verliebtes Paar ein schönes und entspannendes Erlebnis. Gerade auch nach jahrelanger Vertrautheit kann eine gut vorbereitete und gestaltete Partnermassage eine ganz neue, aufregende Situation bedeuten. Es ist sicher eine besondere Überraschung, wenn man vom Partner eines Abends in ein warmes Zimmer geführt wird, das

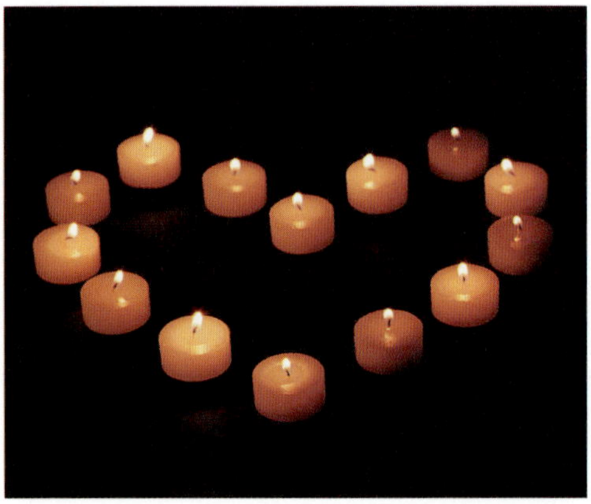

von einem lieblichen Duft erfüllt ist. Ein Schälchen mit dem fertig gemischten Massageöl steht bereit. Ausgebreitete Tücher auf einer Liege laden ein zum Hinlegen, Entspannen und Gehenlassen. Brennende Kerzen und eine leise, passende Musik können die Atmosphäre verzaubern und die Sorgen des Tages vergessen lassen. Vielleicht steht auch ein feiner Tee oder ein kühler Champagner bereit – Ihrer Phantasie sind keine Grenzen gesetzt. Jedesmal kann durch eine Veränderung der Situation ein ganz neues Erlebnis entstehen.

Eine Partner-Massage ist Ausdruck von Liebe und soll von sehr viel Sensibilität begleitet werden. Es gibt dabei keine festen Regeln – die Intuition liefert die Spielregeln. Derjenige Partner, der mit der Massage beginnt, kann unversehens vom Gebenden zum Nehmenden werden. Und zwischendurch massieren sich vielleicht beide gegenseitig.

Was die Partner-Massage möchte....

Eine Massage bietet eine vorzügliche Gelegenheit, sich ausreichend Zeit zu schenken. Sie hilft, eine gute Beziehung zu pflegen und eine kriselnde Partnerschaft zu stabilisieren. Eingefahrene Verhaltensmuster können mit einer kreativ gestalteten Massage durchbrochen werden. Denn durch die Berührung bringt man viel unmittelbarer als durch Worte seine tiefsten und geheimsten Gefühle zum Ausdruck. Mit den Händen kommt man sich nicht nur auf körperlicher, sondern auch auf geistiger, emotionaler und spiritueller Ebene nahe. Man sollte ganz unbefangen verschiedene Berührungen ausprobieren und sich ihnen freudvoll hingeben. Das baut Vertrauen auf und gibt uns Mut, wieder offen und verletzbar zu sein. Barrieren, die durch Worte entstanden sind, können durchbrochen werden. Die Sinnlichkeit ist für eine lebendige und gesunde körperliche und emotionale Beziehung mindestens so wichtig wie die Sexualität.

Tip

Soll die Beziehung verbessert werden, sind zusätzlich zur Partner-Massage regelmäßige Partnergespräche sehr wertvoll, z.B. Zwiegespräche nach Möller (siehe.Literaturhinweise). Eine Beziehung braucht Pflege: Dazu gehört auch das klärende Gespräch, denn ganz ohne Worte geht es nicht.

Basisöl

Für eine Partnermassage spielt es keine Rolle, welches Basisöl man wählt. Wichtig ist nur, daß der Duft des Öls von beiden Beteiligten als angenehm empfunden wird – ein unangenehmer Duft kann die sinnliche Stimmung sehr stören.

Essenzen

Hyazinthe	Weckt die Sinnlichkeit und gibt den Impuls, unterdrückte Bedürfnisse besser wahrzunehmen.
Jasmin	Erotischer Duft, der die Stimmung hebt und bewirkt, daß man die Kontrolle aufgeben kann.
Koriander	Macht offen für neue Erfahrungen. Wirkt entkrampfend.
Muskatellersalbei	Der Duft verbindet unsere weiblichen und männlichen Anteile miteinander.
Narzisse	Aktiviert das Unterbewußtsein und öffnet uns für erotische Gefühle.
Patchouli	Schwerer, sinnlicher Duft – geeignet für die Duftlampe.
Rose	Hilft, sich zu öffnen und in Vertrauen loszulassen.
Sandelholz	Aktiviert das Unterbewußtsein und stärkt die Phantasie. Sinnliches Öl.
Veilchen	Verführt zu einem spielerischen Umgang mit der Sinnlichkeit.
Ylang-Ylang	Schafft eine weiche, erotische und euphorische Stimmung.

Vorsicht

Die Massage darf weder als Arbeit noch als Pflicht empfunden werden, sondern sollte eher als ein Spiel angesehen werden. Eine wichtige Voraussetzung ist, daß man keine Erwartungen an den Partner hat. Denn wird die Partner-Massage als Vorspiel angesehen, dem "selbstverständlich" die intime Vereinigung folgt, kann sie leicht als Druckmittel, als egoistische Handlung empfunden werden. Das führt dann früher oder später eher zu einer Entfremdung als zu einer Annäherung der Partner.

Vor allem intime Körperbereiche wie Brüste oder Gesicht sollten nur ganz zärtlich und aus aufrichtigen Gefühlen heraus berührt werden. Auch bei größter Vertrautheit darf die Achtung voreinander nicht verlorengehen.

Lagerung

Bei einer Partnermassage gibt es keine ideale Lagerung. Entscheidend ist lediglich, daß es dabei beiden rundum wohl ist.

Partner-Massage

Dauer: beliebig lang

Bei dieser Massage gibt es keine bestimmte Abfolge. Gezeigt werden hier eine Reihe von Vorschlägen, wie die einzelnen Körperteile gegenseitig massiert werden können. Dabei sollte man nicht überlegen, welche Massagegriffe jeweils am geeignetsten sind. Übergeben Sie Ihre Hände voll Ihrer Intuition und lassen Sie sie mit Hingabe über den Körper gleiten.

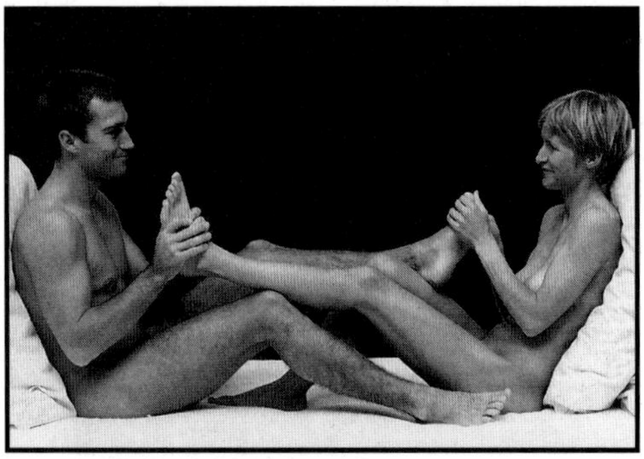

Füße: Beide sitzen bequem angelehnt, jeder hat ein Bein des Partners auf sich abgestützt. Das ist eine besonders angenehme Art, sich gegenseitig zur gleichen Zeit zu massieren.
Ähnliches läßt sich in der Badewanne praktizieren; dort wird mit einer hautfreundlichen Seife massiert.

Hände: Wenn wir mit den Händen der Partnerin/des Partners spielen, stimmen wir uns auf eine zarte Weise aufeinander ein. Das kann mit oder ohne Augenkontakt geschehen.

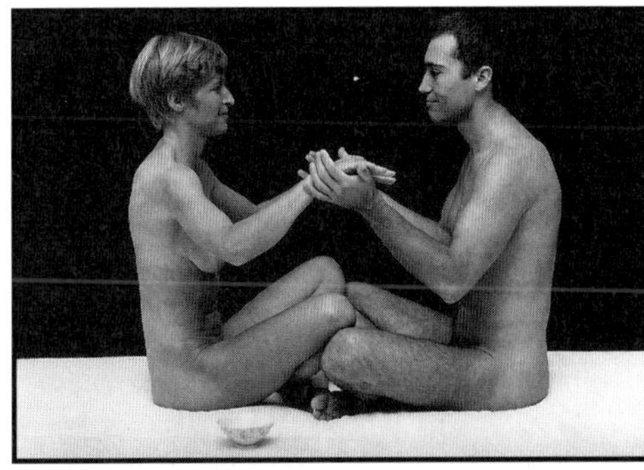

Rücken: Wenn die Herzen aufeinander gelegt sind, ist der Körpergeruch der Partnerin/des Partners gut wahrnehmbar. Gegenseitig wird der Rücken mit dem feinen Öl gestreichelt.

Der Duft der/des Geliebten ist ein Ausdruck ihrer/seiner seelischen Stimmungslage. Er sollte als angenehm empfunden werden.

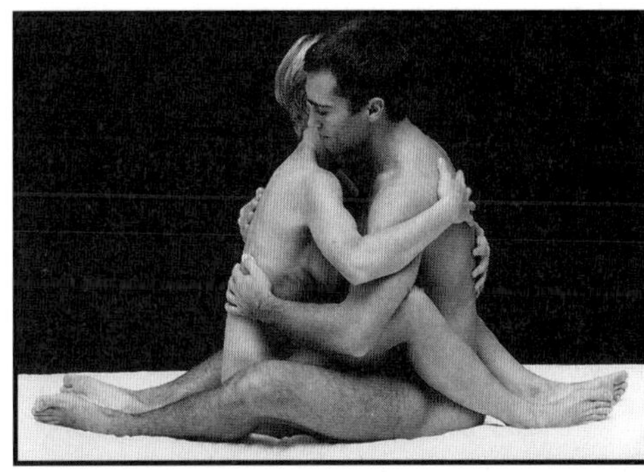

Bauch und **Brust** werden in einer umarmenden Stellung gehalten und leicht massiert.

Da am Bauch, in der Gegend des Sonnengeflechts, die Gefühle lokalisiert sind, wirkt diese Haltung sehr beruhigend.

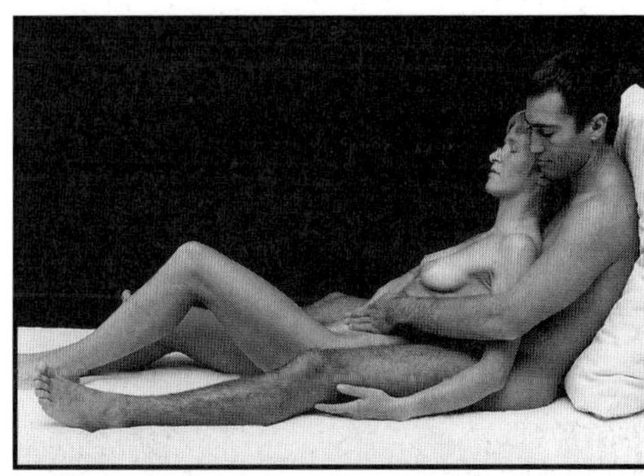

Gesicht: Im Schoß des Partners/der Partnerin ist eine zärtliche Gesichtsmassage besonders angenehm.

Diese Massage kann man auch einmal zwischendurch machen, zum Beispiel bei einem Picknick.

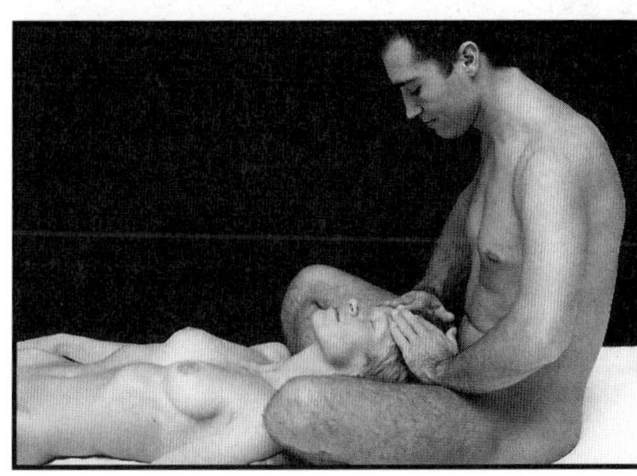

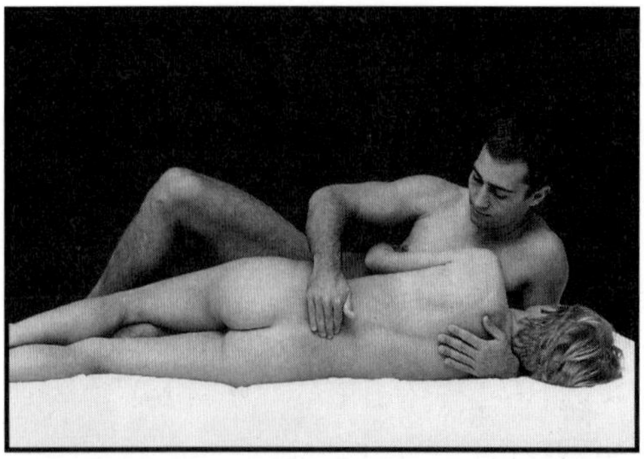

Rücken: Auch die Seitenlage bietet eine gute Möglichkeit, Rücken und Kreuzbein zu lockern.

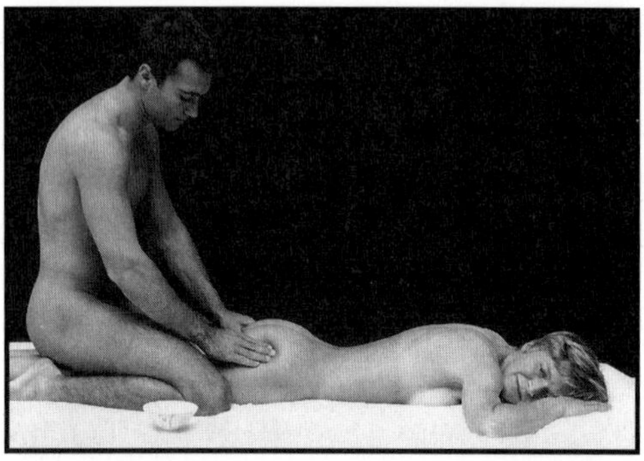

Gesäß: Mit leichten Knetbewegungen zur Mitte hin kreisen.

Hier sitzen viele gestaute Energien. Wenn sie zum Fließen gebracht werden, wird das Gesäß als sehr erogen empfunden.

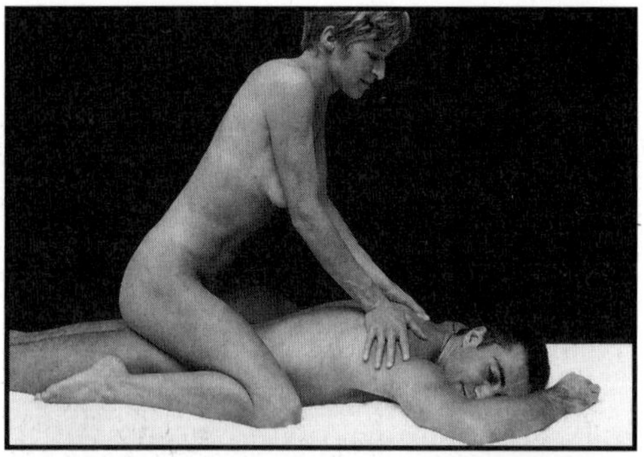

Nacken, Schulter, Rücken: Mit festen Griffen wird der ganze Schultergürtel gelockert und rechts und links der Wirbelsäule massiert.

Wenn man rittlings auf dem Gesäß sitzt, sollte die Unterlage nicht zu weich sein, da sonst der Rücken zu stark gebogen wird.

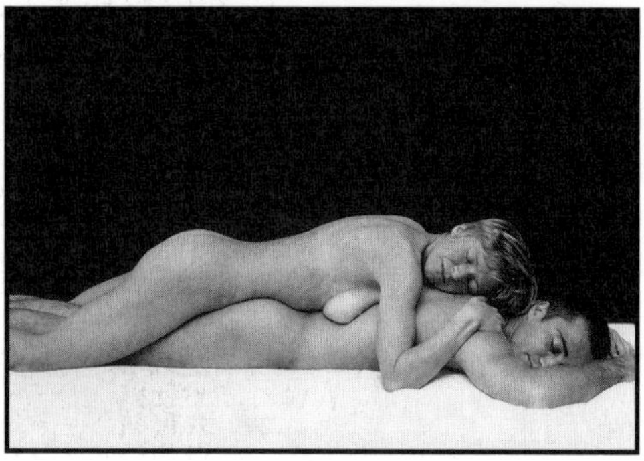

Ruhen: Die Massage klingt sanft aus mit einer warmen Körperkompresse.

SENIOREN-MASSAGE

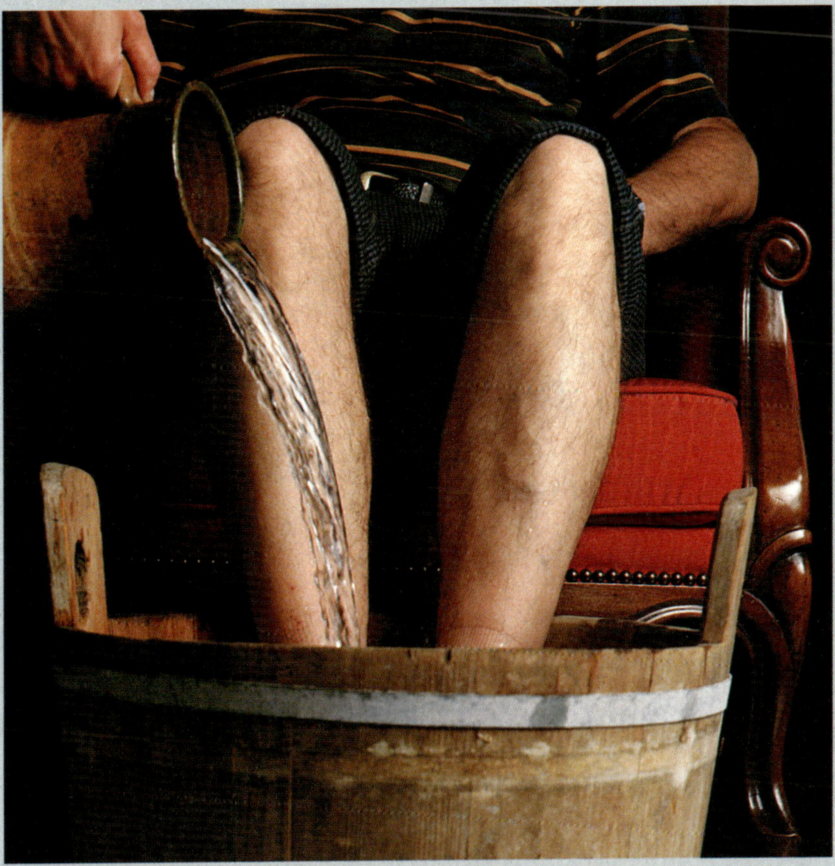

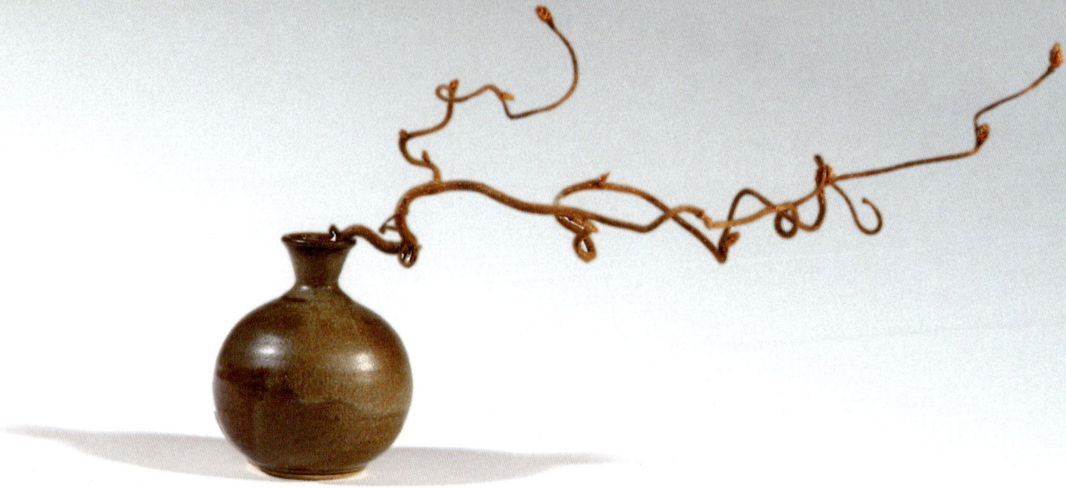

Die Senioren-Massage

Gelegenheiten zum Körperkontakt werden normalerweise mit zunehmendem Alter immer seltener. Eine Berührung sagt uns sehr eindrücklich, daß wir akzeptiert werden, vielleicht sogar, daß wir geliebt werden. Fehlt diese körperliche Zuwendung ganz, dann besteht die Gefahr, daß ein Gefühl der Vereinsamung aufkommt. Für ältere Menschen ist daher die körperliche Berührung von ganz besonderer Wichtigkeit.

Am einfachsten ist eine Senioren-Massage natürlich für ein Ehepaar: Es kann sich regelmäßig gegenseitig massieren. Und was schön ist, man findet in diesem Lebensabschnitt normalerweise auch Zeit dazu. Außerdem bleibt man durch das wechselnde Geben und Nehmen beweglich und verliert nicht den Kontakt zur Realität. Und die gegenseitige liebevolle Berührung hält zudem die Beziehung, die vielleicht durch lange Gewöhnung mehr oder weniger festgefahren ist, lebendig.

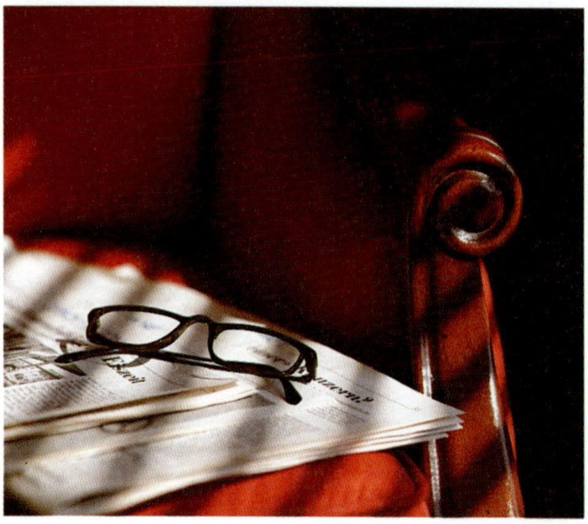

Bei Senioren können in erster Linie Füße und Unterschenkel sowie Hände und Unterarme massiert werden. Die Massage dieser Körperteile ist sehr unkompliziert. Sie kann bis ins hohe Alter vorgenommen werden. Man muß sich dafür kaum entkleiden und auch keine besonderen Lagerungsanweisungen beachten. Da man im Alter schneller friert und sich leichter erkältet, wird es auch aus diesem Grunde geschätzt, wenn das bisweilen mühsame Ausziehen entfällt. Falls es Beweglichkeit und Gesundheitszustand erlauben, können natürlich auch andere Massageformen ausprobiert werden.

Sowohl an der Fußsohle als auch an der Handinnenfläche befinden sich die verschiedenen Reflexzonen. Durch eine Massage dieser Zonen kann man alle inneren Organe erreichen und stimulieren. Im Grunde genommen sind die Hände und Füße ein Spiegel des ganzen menschlichen Körpers. Die Zonen der rechten Hand und des rechten Fußes beziehen sich auf die rechte Körperhälfte, diejenigen der linken Hand und des linken Fußes auf die linke Körperhälfte.

Darüber hinaus liegen die Anfangs- oder Endpunkte aller zwölf Meridiane entweder an den Fingern oder an den Zehen. Auch die wichtigsten Meridian-Hauptpunkte liegen an den Füßen (vorwiegend Fußrücken) und Waden, an den Händen (hauptsächlich Handrücken) und Unterarmen. Daraus wird ersichtlich, daß mit dieser Form der Massage außerordentlich viel in Fluß gebracht werden kann.

Anwendungen

Bei einer Massage an Händen und Füßen werden über die Reflexzonen alle Körperfunktionen beeinflußt. An den Füßen steht der beruhigende und entspannende Effekt im Vordergrund, während die Bearbeitung der Hände eher aktivierend wirkt. Die Massage hilft bei:

- müden Beinen und kalten Füßen
- schmerzenden Hand- und Fußgelenken sowie bei Fingerarthrose
- Gefühlsschwankungen, Depressionen, Traurigkeits- und Einsamkeitsgefühlen

Ein feines Öl wird sehr geschätzt, da sich die reife Haut häufig durch Trockenheit, Sprödigkeit und Empfindlichkeit auszeichnet.

Tip

Wenn Hände oder Füße kalt sind, ist es empfehlenswert, vor der Massage ein warmes Hand- oder Fußbad zu nehmen. Bei den Füßen wirkt es bisweilen dem unguten Gefühl entgegen, sie könnten nicht sauber genug sein. Ein solches Bad ist aber auch sonst eine gute Vorbereitung für die Massage. Man kann in das Wasser einige Tropfen eines ätherischen Öls träufeln. Will man den Energiekreislauf anregen, dann kommt zum Beispiel Geranium, Dill und Basilikum in Frage. Für ein Fußbad gibt man auf etwa 6 Liter warmes Wasser einen Schuß Essig oder Milch und 6 Tropfen ätherisches Öl.

Basisöl

Für die Pflege der reifen und meist trockenen Haut ist ein feuchtigkeitsspendendes Öl von Vorteil. Am besten nimmt man Aprikosenkern- oder Jojobaöl und mischt es mit 20 Prozent Avocadoöl.

Essenzen

Estragon	Besonders geeignet für ältere Menschen, die geistig nicht mehr so beweglich sind. Stärkt das Herz.
Fichtennadel	Wirkt öffnend, wenn man sich dem Lebenskampf nicht mehr stellen will.
Kiefer	Hat einen hintergründigen Bezug zu alten und eher verschlossenen Menschen.
Majoran	Bei Verkrampfungen und Verspannungen, besonders wenn mit Angst verbunden.

Rose	Besonders gut für die reife und empfindliche Haut geeignet.
Weihrauch	Vermittelt Frieden und Ruhe. Empfehlenswert für die reife Haut.
Zypresse	Wirkungsvoll bei Mutlosigkeit und bei allen Erschlaffungsproblemen. Regt das Lymphsystem an.

Vorsicht

Wenn an Händen oder Füßen, also im Bereich der wichtigsten Reflexzonen, ein Punkt oder ein Bereich besonders schmerzt, so massiert man diese Stelle so sanft, daß die Berührung lediglich ein wohliges Schmerzgefühl auslöst. Fällt dieser Bereich bei jeder Massage als Problemzone auf, ist es sinnvoll, abklären zu lassen, mit welchem Organ dieser Schmerzpunkt in Beziehung steht.

Lagerung

Die Senioren-Massage wird im Sitzen durchgeführt. Die Sitzgelegenheit sollte möglichst bequem und wenn möglich mit Kissen gepolstert sein. Hosen und Ärmel werden bis über die Knie bezw. Ellenbogen hochgekrempelt. Strümpfe müssen ausgezogen werden.

Senioren-Massage

Dauer: ca. 60 Minuten

Vor Beginn einer Senioren-Massage wird ein warmes und mit feinen ätherischen Ölen angereichertes Fußbad sehr geschätzt.

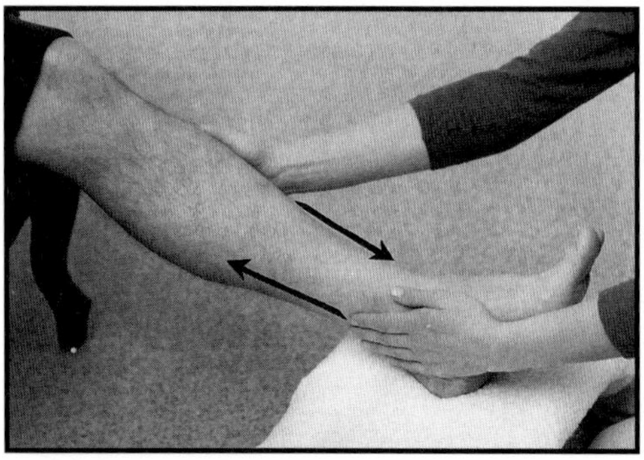

Einölen: Fuß und Unterschenkel werden mit flachen Handstreichungen eingeölt, indem man an der Außenseite von oben nach unten, an der Innenseite von unten nach oben streicht. Die Hände heben jeweils vom Körper ab, wenn sie wieder in die Ausgangsstellung zurückgehen.

Es handelt sich hier um eine Yin-Yang-Streichung in Richtung Meridianverlauf. Sie hilft ganz ausgezeichnet bei kitzligen Menschen, die sich nur ungern anfassen lassen – nach einigen kräftigen Streichungen werden sie ihre Überempfindlichkeit abgelegt haben.

Zehen: Jede Zehe wird einzeln in beide Richtungen gedreht, anschließend alle miteinander gebeugt und gestreckt – soweit sie sich leicht dehnen lassen. Wenn die Gelenke dabei knacken, so ist das eher positiv zu werten: Es ist ein Zeichen dafür, daß sich die blockierten Gelenke lösen.

Zehen: Jede Zehe wird seitlich mit Zeigefinger und Daumen kreisend auf und ab massiert. Besonders seitlich des Nagels eine Zeitlang mit Gefühl drücken – an diesen Stellen kann es sehr schmerzhaft sein.
Auf der Höhe des Nagelmondes befinden sich links und rechts die Anfangs- und Endpunkte der Meridiane.

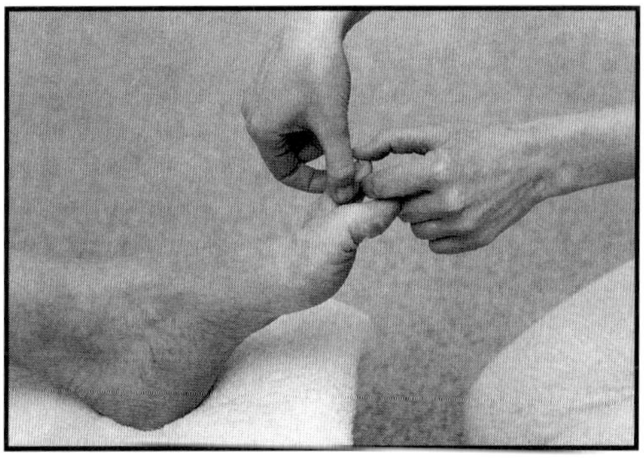

Fußsohle: Die Fußsohle wird mit dem Knöchelgriff (Seite 20) ausgiebig auf und ab behandelt.

Fußrücken: Die Zwischenräume der Mittelfußknochen mit Daumen wechselnd ausstreichen. Dann mit einem Finger zirkelnd zum Fußgelenk fahren.

Lymphe: Vom oberen Fußgelenk bis zur Ferse mit den Fingerkuppen hin und her fahren. Das regt den Lymphfluß an.
Man kann die Wirkung noch verstärken, indem man den Akupunktur-Punkt "Magen 41" behandelt. Er liegt in einer Delle am oberen Fußgelenk und wird mit dem Daumen gedrückt. Das hilft bei Ödemen (Wasseransammlungen) und Verstopfung. Bei den Chinesen heißt dieser Punkt "Entfesselter Strom".

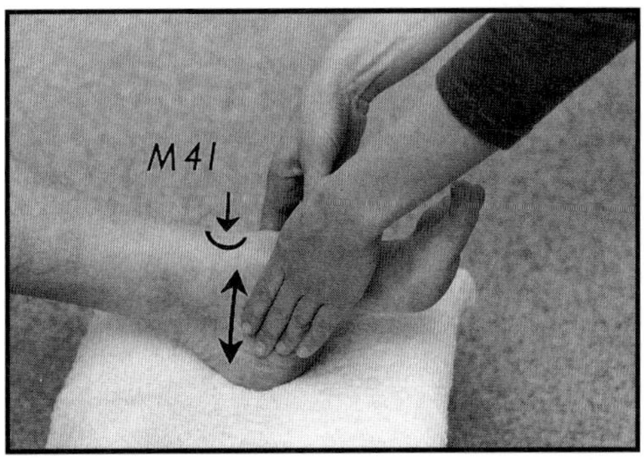

Fußgelenk: Außen und innen um die Knöchel herum streichen. Dabei auch entlang der Achillessehne fahren.

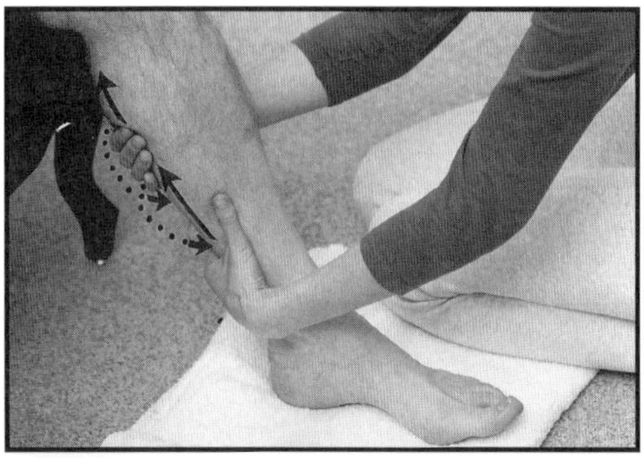

Wade: Wechselhändige Streichung an der Wade aufwärts mit dem V-Griff.

Dieser Griff wird als sehr angenehm und entstauend empfunden. Er kann öfters wiederholt werden.

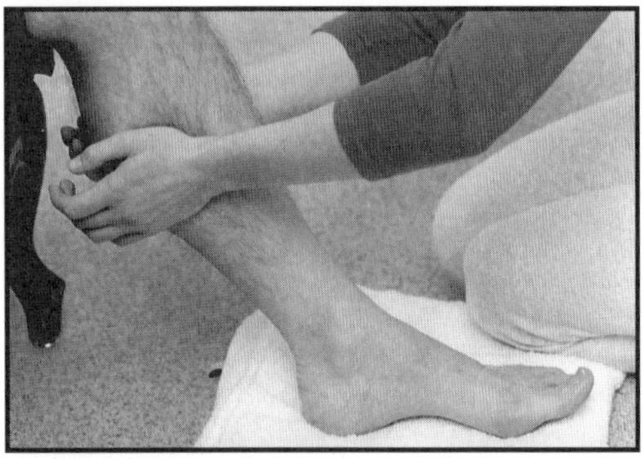

Zwillingsmuskel: Mit beiden Handballen die ganze Muskelgruppe zusammendrücken. Das Drücken geschieht in einer Bewegung von oben nach unten, während beim Aufwärtsfahren die Wade mit einer Hand geschaukelt wird.

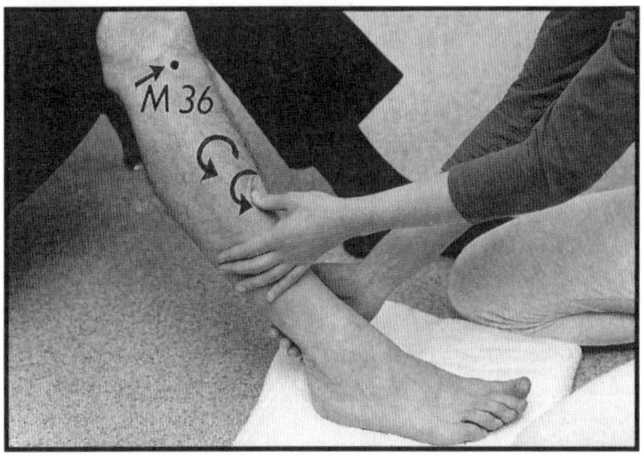

Schienbeinmuskel: Mit dem Daumen von unten nach oben zirkeln, dabei immer vom Schienbeinknochen wegdrücken.

Unterhalb des seitlich gelegenen Knöchelchens am Knie liegt in einer Delle der Akupunktur-Punkt "Magen 36", auch "Drei-Meilen-Punkt" genannt. Auf Druck reagiert er meist mit Schmerzen. Es ist der Punkt, mit dem man am meisten das ganze System stärken und aufbauen kann – er kann gefahrlos gekräftigt werden. Die Stimulation des "Drei-Meilen-Punktes" gibt wieder Kraft (für die nächsten 3 Meilen) in die Beine. Das hilft auch bei Erschöpfungszuständen.

Kniescheibe: Um die Kniescheibe herum eine Daumenstreichung ausführen (Seite 120).

Schlußstreichung: Wie zu Beginn der Massage wird jetzt noch einmal die Yin-Yang-Streichung in Richtung der Meridiane durchgeführt.

Nach Abschluß dieser Massage sind der andere Fuß und der andere Unterschenkel an der Reihe. Anschließend werden die Arme massiert.

Einölen: Der Arm wird in gleicher Weise wie das Bein mit einer Yin-Yang-Streichung eingeölt. Gleichzeitig wird auf der Innenseite des Arms in Richtung Hand und auf der Außenseite in Richtung Ellenbogen gestrichen.

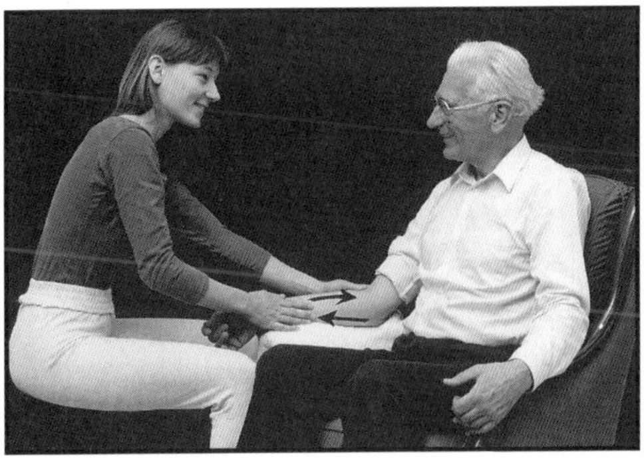

Finger: Jeden einzelnen Finger in beide Richtungen vorsichtig drehen.

Finger: Nun wird der sogenannte Korkenziehergriff angewandt. Mit Zeige- und Mittelfinger wird jeweils ein Finger eingeklemmt und mit einer ziehenden und gleichzeitig drehenden Bewegung wird dieser Finger ausmassiert. Bei den End- und Anfangspunkten der Meridiane (rechts und links des Nagelmondes) empfiehlt es sich, mit den Fingergelenken zusätzlich Druck zu geben.

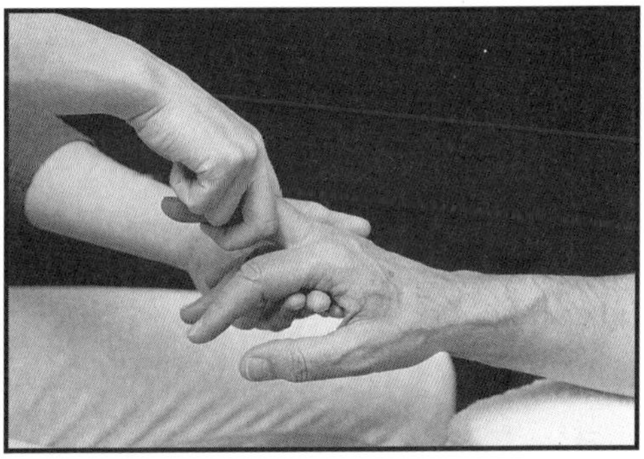

Handrücken: Nun werden die Zwischenräume der Mittelhandknochen ausgestrichen und mit einem Finger in Richtung Handgelenk gezirkelt.

"Dickdarm 4": Im Winkel zwischen Daumen- und Mittelfinger-Grundgelenk befindet sich dieser wichtige Akupunkturpunkt, den die Chinesen "Vereinte Täler" nennen.
Das Drücken dieses meist schmerzhaften Punktes hilft bei vielen Beschwerden, z.B. bei Zahn- und Kopfschmerzen, bei Augenkrankheiten, Schnupfen und Kieferhöhlenentzündung.

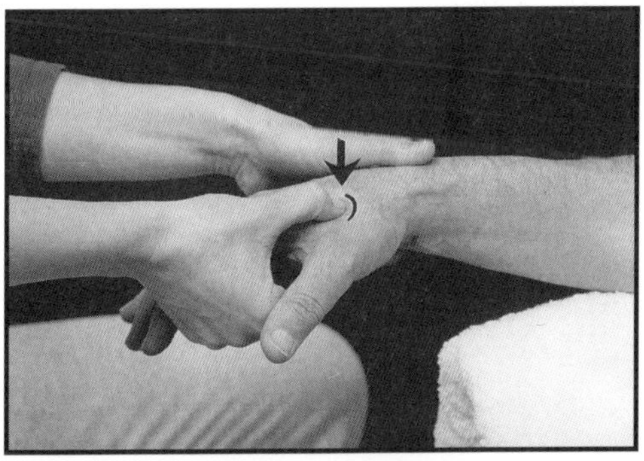

Handinnenfläche: Mit einem Daumen wird Finger um Finger nach hinten gedrückt und dadurch gedehnt. Der Daumen der anderen Hand drückt jeweils punktweise die gedehnte Sehne der Innenhand.

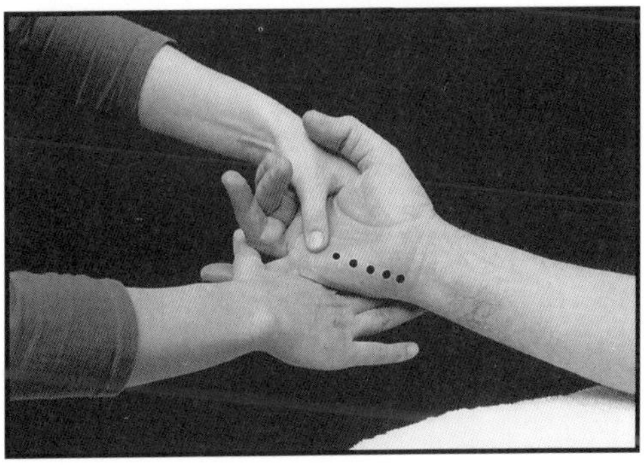

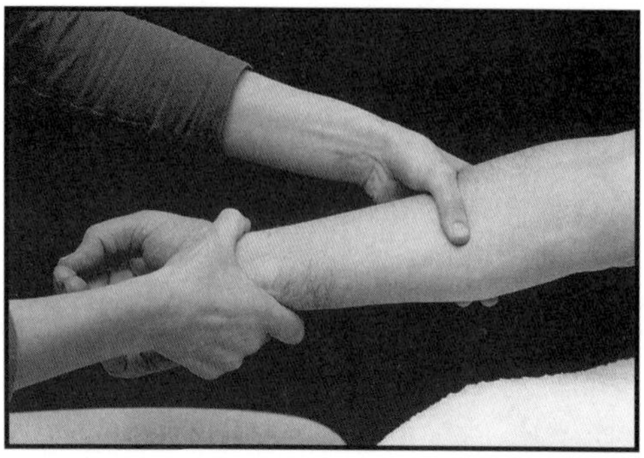

Handgelenk: Mit den Daumen auf der Vorder- und Rückseite des Handgelenks Achtertouren beschreiben.

Unterarm: Zunächst wird mit der rechten Hand der Arm am Handgelenk gehalten, während die linke Hand am Arm hochfährt. Anschließend wird der Griff gewechselt: Nun fährt die rechte Hand hoch, während die linke hält. Mehrfach abwechseln.

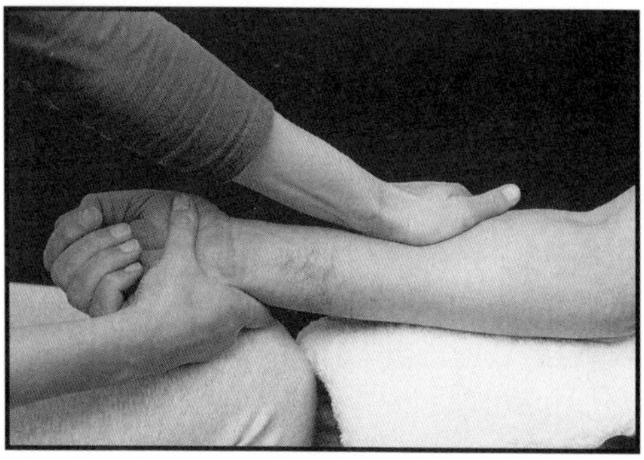

Unterarm: Wie beim letzten Griff hält die eine Hand das Handgelenk, während die andere in kleinen Schritten Richtung Ellenbeuge die Unterarmmuskeln drückt. Auch diesen Griff wechselnd einige Male wiederholen.

Ellenbeuge: Sanft mit den Daumen kreiseln.

Ellbogen: Mit Zeigefinger und Daumen in den Grübchen hin und her massieren.

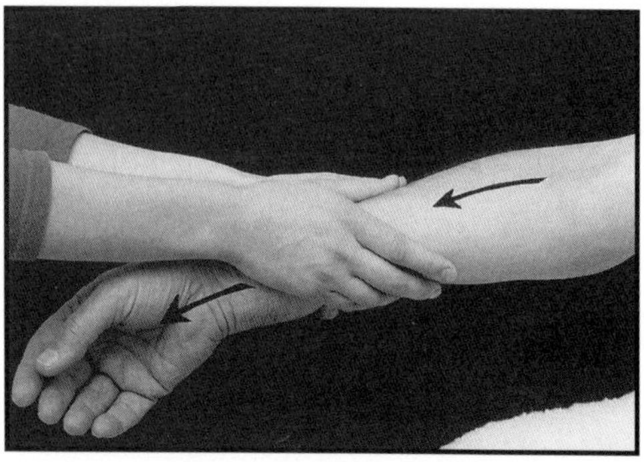

Ausstreichung: Mit beiden Händen wird nun der Arm umfaßt und ziehend ausgestrichen. Der Massierende verlagert dabei seinen Körper, so daß er mit seinem Körpergewicht zieht.
Gleichzeitig kann man versuchen, mit den Gedanken "schlechte Energie" aus dem Arm und aus dem ganzen Körper herauszuziehen.

Hand und Arm der anderen Körperseite werden in gleicher Weise behandelt.

WACH-AUF-SELBSTMASSAGE

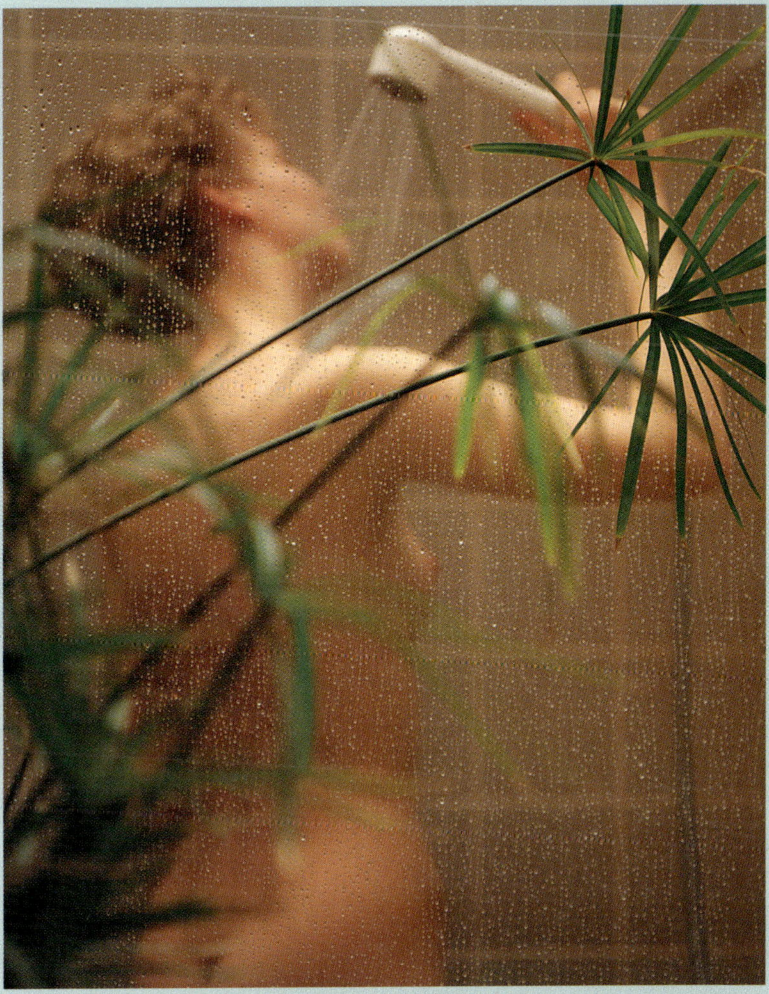

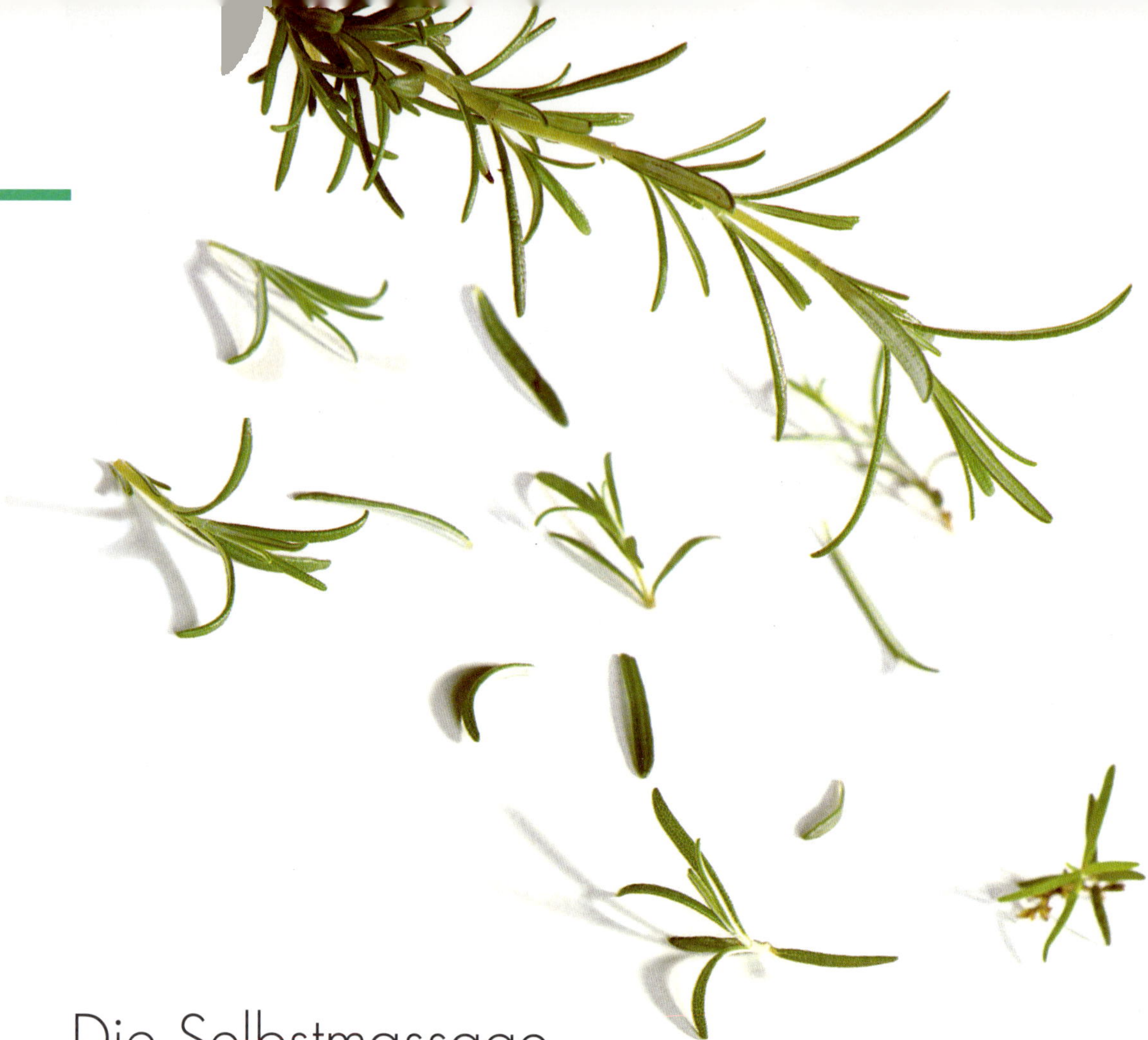

Die Selbstmassage

Eine Selbstmassage machen bedeutet – wie es der Name schon sagt – Kontakt aufzunehmen mit dem eigenen Körper. Für viele Menschen ist dies eine ganz natürliche, in den Alltag integrierte Handlung.

Als Beispiel haben wir hier eine Morgenmassage gewählt, die sich gut in den Tagesablauf einbauen läßt. Ebensogut könnte natürlich eine Selbstmassage am Abend durchgeführt werden. Grundvoraussetzung ist lediglich, daß man sich ein wenig Zeit nimmt. Von Vorteil ist, wenn man die Massage jeden Tag und immer zur gleichen Zeit macht, so daß die "Handlung" bald zur lieben Gewohnheit, die Massage zu einem echten Bedürfnis wird.

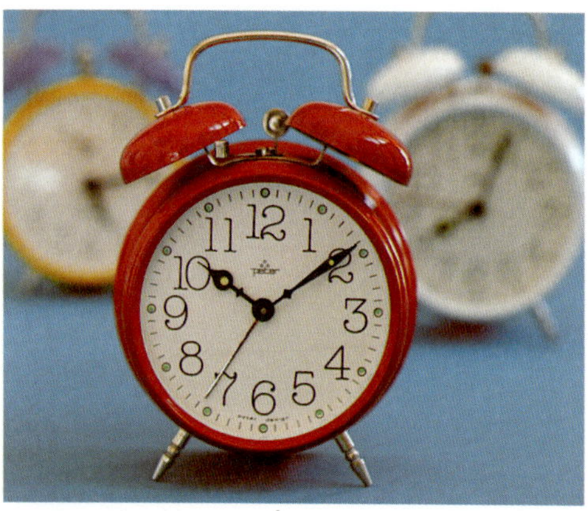

Die Art, wie man den Tag beginnt, ist oft entscheidend für den ganzen Tag. Vielleicht braucht es nur ein bißchen Disziplin, um nicht in letzter Minute aus dem Bett zu springen und von Zeitnot geplagt durch die Wohnung zu hasten. Es gibt zwar keine Garantie für einen erfolgreichen Tag, doch eines ist sicher: Wenn wir uns genügend Zeit nehmen, den Tag mit Gelassenheit beginnen und den kommenden Ereignissen mit Freude entgegensehen, werden wir die anstehenden Probleme viel leichter lösen können.

Gut ist es, wenn wir mit einer erfrischenden, heiß-kalten Dusche beginnen und anschließend den Körper langsam massierend mit einem feinen Öl einstreichen. Mit den eigenen Händen versuchen wir, uns kennenzulernen, zu erspüren, was uns guttut und was nicht, welche Körperstellen sich wie anfühlen. Wir selber wissen am besten, was uns wirklich wohltut oder was weniger angenehm ist und unter Umständen sogar schmerzt. Es ist eine gute Übung, lieb und zärtlich mit sich selbst zu sein, sich selbst mit den Händen zu liebkosen oder auch einmal fest zuzupacken. Die Wirkung einer solchen Selbstmassage ist meist größer, als man vermuten könnte. Sie ist zwar nicht ganz einfach, da der Zustand der Entspannung schwieriger zu erreichen ist als bei einer Fremdmassage – doch ist auch das lernbar.

Es hilft, wenn man sich auf das Hara, das Sonnengeflecht, konzentriert und von dieser Stelle ausgehend massiert. Die Eigenmassage ist eine der preiswertesten Methoden, sich selbst gesund zu erhalten. Gleichzeitig ist sie eine gute Gelegenheit, das Massieren zu erlernen, da die Wirkung jedes Griffes sofort überprüft werden kann. Je öfter man eine Eigenmassage durchführt, desto mehr wird der Körper sensibilisiert, desto leichter kann man entdecken, welche Körperstellen besonderer Zuwendung bedürfen. Völlig unabhängig von einem Masseur kann man in diesem Falle die Körpersignale annehmen und sich dann helfen, wenn es erforderlich ist.

Anwendungen

Besonders geeignet für Menschen, die am Morgen Schwierigkeiten haben, den Tag zu beginnen, sei es infolge körperlicher Schwäche oder Übellaunigkeit. Morgenmuffel werden den Tag nach der Selbstmassage gut gelaunt und mit viel Selbstbewußtsein in Angriff nehmen. Was die Massage bewirkt:

- sie bringt den ganzen Kreislauf in Schwung
- sie regt die Lymphgefäße an und aktiviert die Hautatmung
- der Kopf wird klar und wach
- blockierte Energien werden gelöst

Tip

Irgendeine Form der Selbstmassage ist praktisch immer und überall möglich:
- Selbst wenn man sich beobachtet fühlt, können Finger- und Handübungen gemacht werden.
- Beim Lesen eines Buches oder vor dem Fernseher kann man einen Fuß nach dem anderen massieren, indem man einen Fuß bequem auf den Oberschenkel des anderen Beines legt, ohne sich groß entkleiden zu müssen.

– Auch die Nacken-Schulter-Partie kann man drücken und kneten, ohne sich der Kleider zu entledigen.

Eine Technik, die sehr empfohlen werden kann, ist diejenige mit dem Tennisball, auf den man sein volles Körpergewicht legen kann:
– Auf dem Ball kann man sich hin und her bewegen und damit spezielle Muskeln oder Schmerzpunkte bearbeiten.

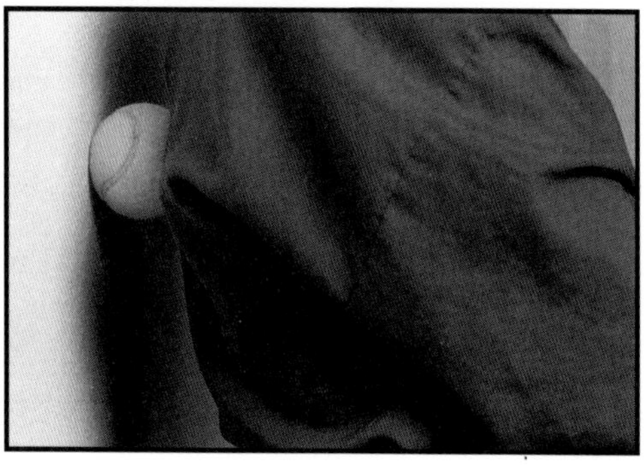

– Man kann auch im Stehen arbeiten, indem man den Ball zwischen Rücken und Wand einklemmt (siehe Foto). So kann der Druck, den der Ball auf die entsprechenden Körperstellen ausübt, besser dosiert werden.

Hat man einmal nicht mehr genügend Zeit für eine morgendliche Selbstmassage, gibt es eine andere einfache Methode, um besser wach zu werden:
– Man füllt das Waschbecken mit kaltem Wasser und gibt 3 bis 5 Tropfen Rosmarin dazu. Nun hinein mit den Unterarmen in das erfrischende Naß und die Arme etwa 2 Minuten im Wasser bewegen. Das bringt den Kreislauf auf Touren und den Müden auf die Sprünge.

Basisöl

Das Basisöl muß vor allem eine Bedingung erfüllen: Es sollte schnell einziehen, damit anschließend umgehend die Kleidung übergestreift werden kann. Dafür eignet sich am besten Haselnuß- oder Jojobaöl.

Essenzen

Eine Massage am Morgen soll Energien freisetzen, den Kreislauf unterstützen und uns mit Tatendrang erfüllen. Auch der Duft ist nicht unwesentlich: Wenn wir anschließend das Haus verlassen, sollten wir auch einen angenehmen Duft verströmen. Folgende ätherische Öle kommen in Frage:

Basilikum	Stimmungshebend und aufmunternd. Gibt Energie für den bevorstehenden Tag.
Fichtennadel	Hilft, sich dem Lebenskampf zu stellen und tief durchzuatmen.
Kardamom	Fördert Atmung und Durchblutung im Kopf.
Lemongras	Vertreibt die Müdigkeit und gibt Kraft für den Tag.

Lorbeer	Macht mutig und ist hilfreich bei Minderwertigkeitsgefühlen.
Rosmarin	Erhöht den Blutdruck. Stärkt die Muskeln und ihre Beweglichkeit. Hilfreich bei mangelnder Entschlußfreude.
Thymian	Stärkt für den Lebenskampf, gibt Mut und Zähigkeit.
Zitrone	Verbessert die Konzentrationsfähigkeit und führt zu klarerem Denken.

Vorsicht
Auf Rosmarin sollte man besser verzichten, wenn man einen hohen Blutdruck hat. Im übrigen kann man sich bei der Wahl des geeigneten ätherischen Öls auf sein Gefühl verlassen, kennt man sich doch selbst recht gut. Selbstverständlich sind auch bei einer Selbstmassage die allgemeinen Vorsichtsmaßnahmen zu beachten.

Lagerung
Es gibt lediglich Empfehlungen. Man legt sich oder stellt sich am besten so, daß man möglichst gut entspannt ist.
- Wenn man sich Unter- oder Oberschenkel massiert, empfiehlt sich die Verwendung eines Stuhles, auf den man das Bein stellen kann.
- Man kann sich aber auch im Sitzen oder Liegen bequem selbst massieren.

Wach-auf-Selbstmassage

Dauer: ca. 10 bis 30 Minuten

Der zu massierende Körperteil wird unmittelbar vor der Massage eingeölt. Ist er bearbeitet, kann er unter Umständen wieder eingekleidet werden, damit er nicht abkühlt und man nicht zu frieren beginnt. Falls man nicht genügend Zeit hat, kann man selbstverständlich auch nur einen Teil des beschriebenen Massageablaufs ausführen.

Zehen: An den Zehen ziehen, drücken und kreisen. Mit dem Zeigefinger zwischen den Zehen hin und her streichen.

Fuß: Mit beiden Handballen auseinanderdrücken, um das Quergewölbe zu dehnen. Gleichzeitig üben die Finger an der Fußsohle festen Druck aus.

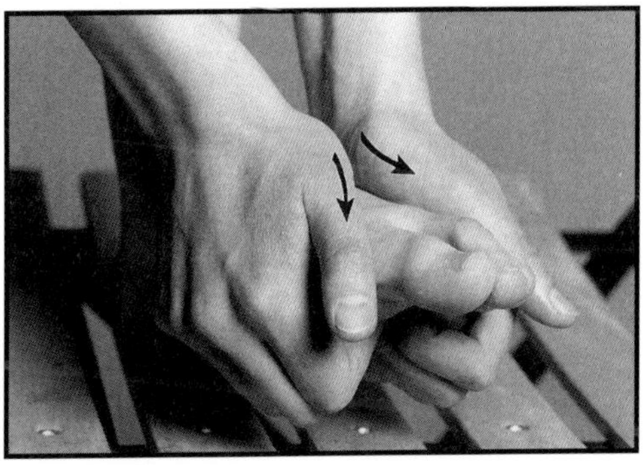

Achillessehne: Mit den Fingerkuppen kräftig auf und ab massieren.

Waden: Wade mit V-Griff umfassen und Hand über Hand hochfahren.
Dieser Griff wirkt angenehm entstauend (nach längerem Stehen besonders zu empfehlen).

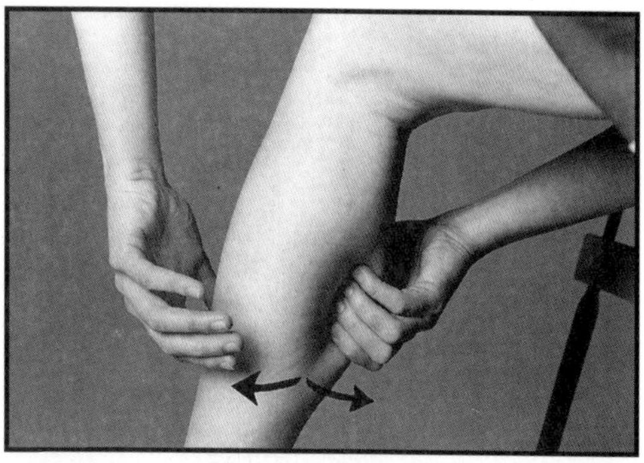

Am **Zwillingsmuskel** in der Mitte mit den Fingerkuppen einhaken und abwechselnd mit der rechten und linken Hand nach außen ziehen.

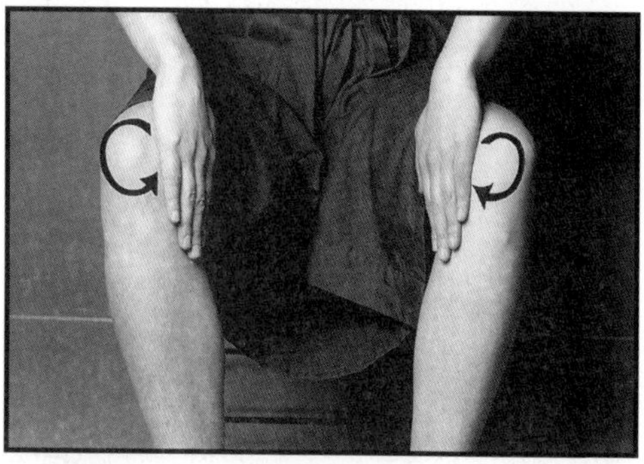

Knie: Um das Knie kreisen – auf der Innenseite aufwärts und außen abwärts.
Speziell zu empfehlen bei chronisch schmerzenden oder kalten Knien.

Das Foto zeigt, wie die Kniemassage tagsüber zwischendurch gemacht werden kann: sitzend, an beiden Knien gleichzeitig. Die Massage kann auch über der Bekleidung ausgeführt werden.

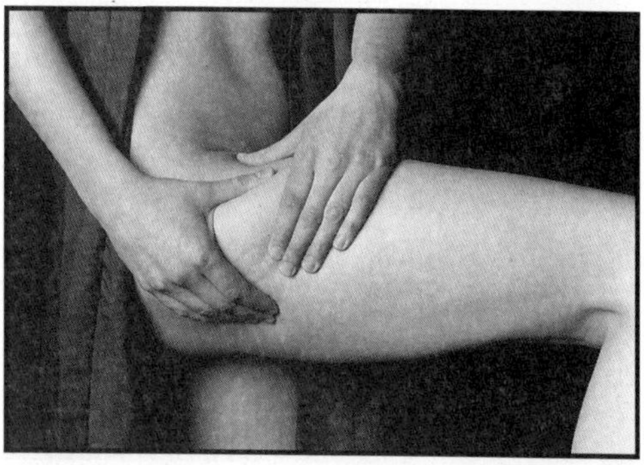

Oberschenkel: Streichung herzwärts, anschließend kräftiges Kneten des Oberschenkels auf allen Seiten. Aufwärts und abwärts kneten, das Gesäß einbeziehen.
Hier können auch Griffe der Cellulite-Massage miteingebaut werden.

Kräftiges Lockern des Oberschenkels. Dabei wird mit gestreckten Händen schnell auf und ab geschaukelt.

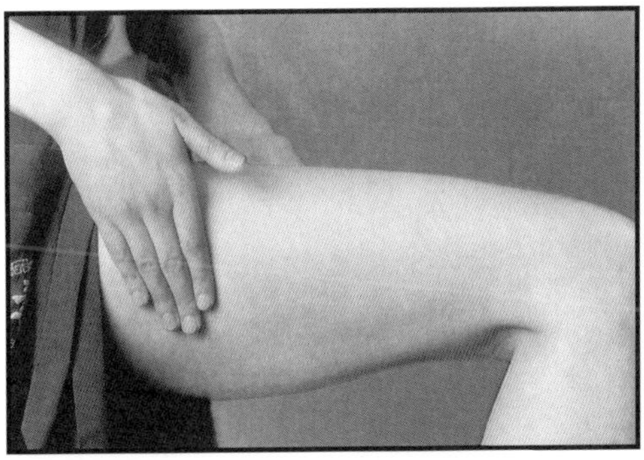

Hände: Gegeneinander drücken und dehnen.
Andere Handübungen können hier eingebaut werden.

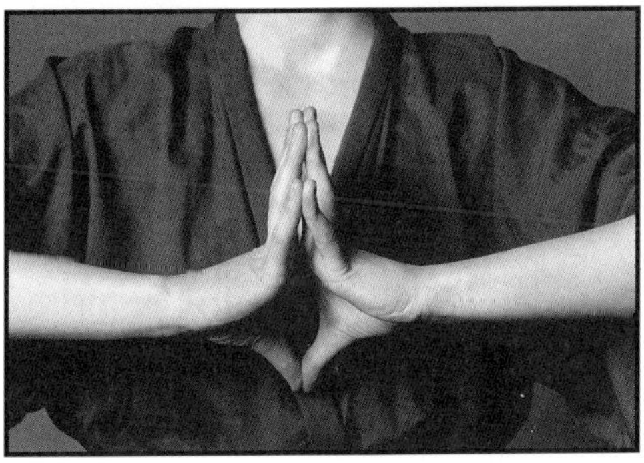

Finger: Ziehen, kreisen, ausstreichen.

Handgelenk: Mit Daumen und Zeigefinger um das Handgelenk fassen und hin und her drehen.

Arme: Mit der rechten Hand am linken Arm (und umgekehrt) Streichungen in der Richtung des Meridianflusses ausführen. An der Außenseite beginnt man am Handrücken, zieht bis zur Schulter und streicht innen zurück zur Hand.
Falls der Ellbogen sehr trocken und spröde ist, noch etwas Öl zusätzlich kreisend auftragen.

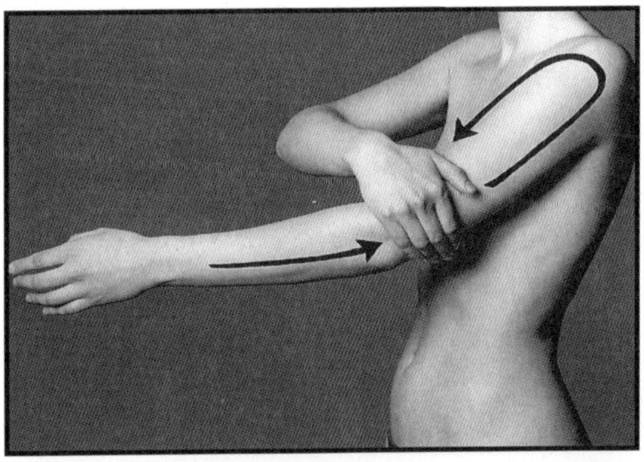

Nacken: Mit der gegenseitigen Hand den Trapeziusmuskel zwischen Daumen und übrigen Fingern kneten. Manchmal gelingt es sogar, den Muskel richtig in die Faust zu nehmen, ihn hochzuziehen und gleichzeitig zu kreisen.
Der Trapeziusmuskel ist häufig sehr verspannt; seine Massage ist daher etwas schmerzhaft, aber sehr wirkungsvoll.

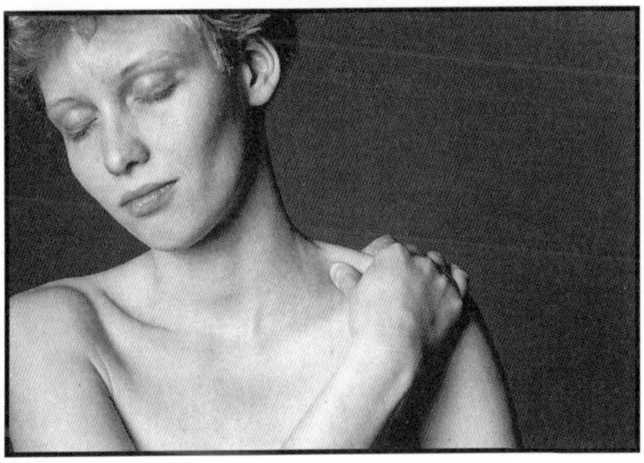

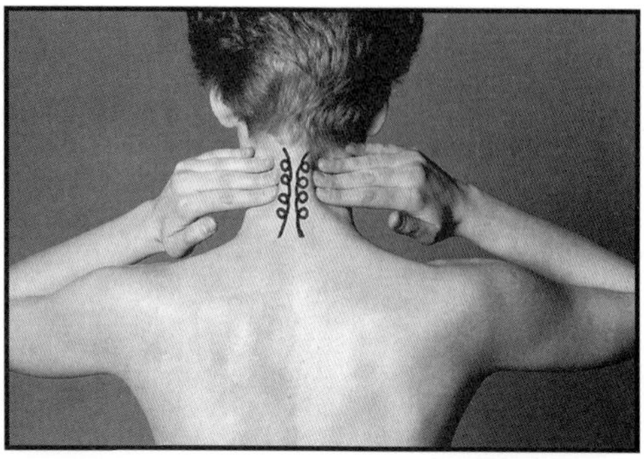

Hals: Mit den Fingern rechts und links der Halswirbelsäule zirkeln.
Bei Kopfweh kann das angenehm und erleichternd wirken.

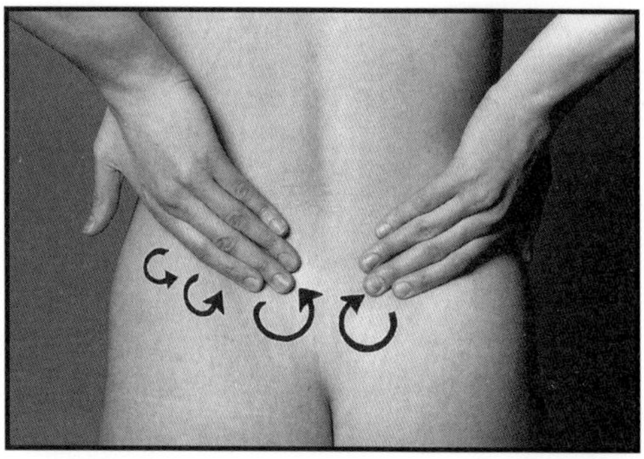

Lenden: Auf dem Kreuzbein und dem Beckenkamm entlang mit den Fingern kräftig zirkeln.

Weiter oben in der Nierengegend kann man mit flachen Händen kräftig auf und ab reiben.
Das regt die Energien stark an und wärmt den Körper auf, wenn man kalt hat.

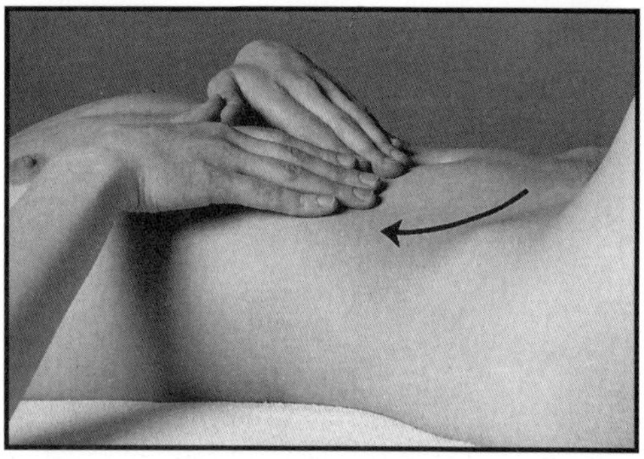

Bauch: Der Bauch kann stehend oder liegend massiert werden (hier im Liegen gezeigt mit angezogenen Beinen). Mit flachen Händen auf dem Bauch im Uhrzeigersinn streichen, und mit den Fingern dem Dickdarm entlang – ebenfalls im Uhrzeigersinn – kreisen.
Wirkt hervorragend bei Verstopfung. Dann am besten morgens und abends im Bett ausführen.

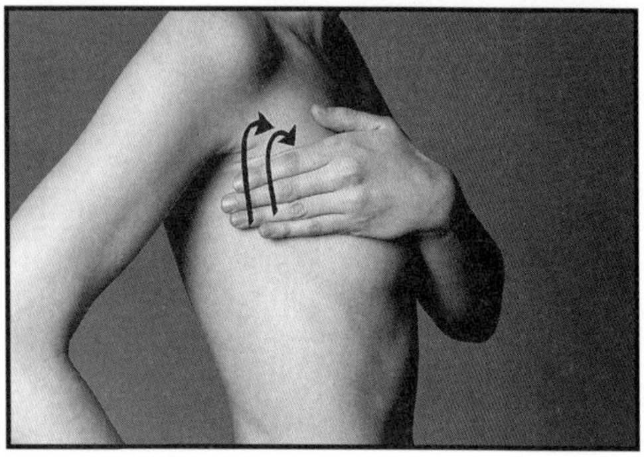

Brust: Mit diesem Griff seitlich der Brust können die Achsel-Lymphknoten angeregt werden.
Hilft bei Brustspannen und beugt Brustkrebs vor. Gleichzeitig kann man die Brust auf Knötchen abtasten.

Brustbein und Umgebung mit lockeren Händen beklopfen.
Regt das Immunsystem an – besonders zu empfehlen bei einer beginnenden Erkältung.

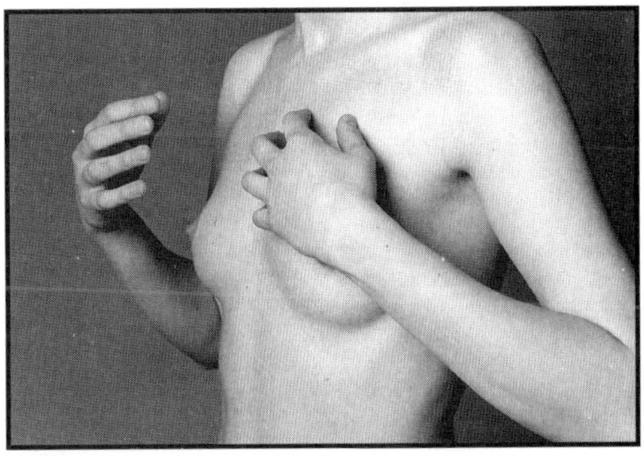

Gesicht: Von der Nase her über die Wangenknochen streichen.
Hilft gegen morgendliche Augenringe.

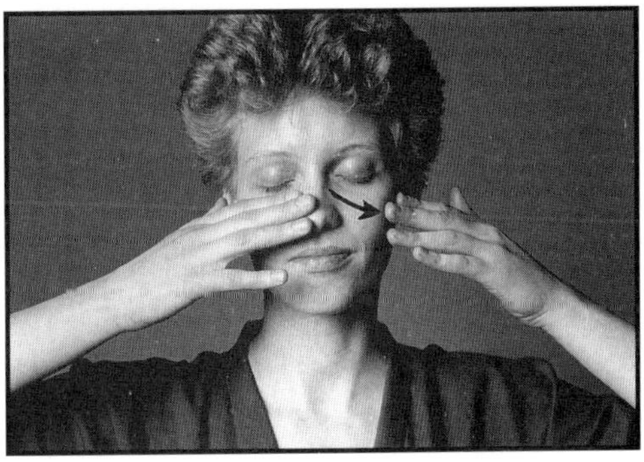

Siehe auch im Kapitel Gesichtsmassage:
Kaumuskulatur kreisen und lockern – **Stirn** von der Mitte nach außen streichen.

Augen: Mit den Daumen am inneren Augenwinkel nach oben gegen den Schädel drücken. Wenn der richtige Punkt getroffen wird, kann das sehr schmerzhaft sein. Dann behutsam drücken, loslassen, drücken.
Der Punkt, Nr. 1 auf dem Blasenmeridian, welcher direkt am inneren Augenwinkel liegt, heißt "Helles Augenlicht". Die Chinesen behandeln diesen Punkt, um Gefahren besser zu sehen. Wirksam auch bei Müdigkeit. Mit Zeigefinger und Daumen kann er auf beiden Seiten gleichzeitig gut gedrückt werden.

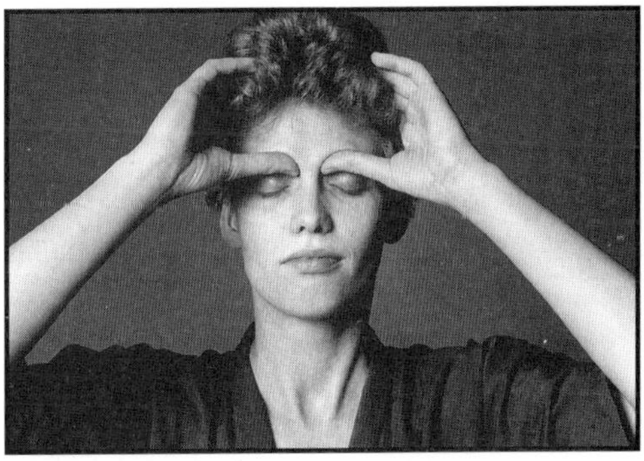

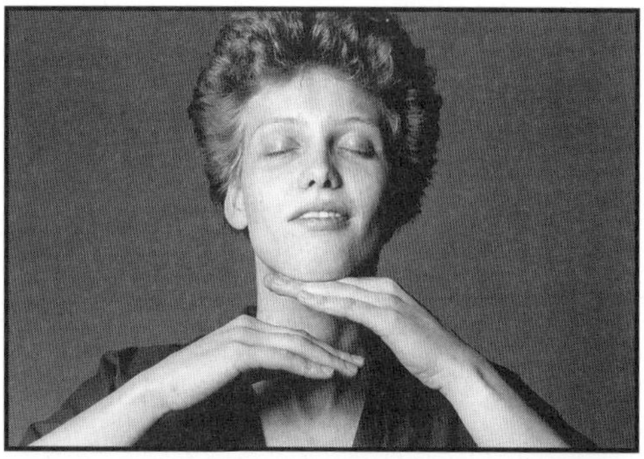

Kinn: Mit dem Handrücken wechselhändig nach oben und außen ausstreichen.
Vorbeugende Behandlung gegen Doppelkinn.

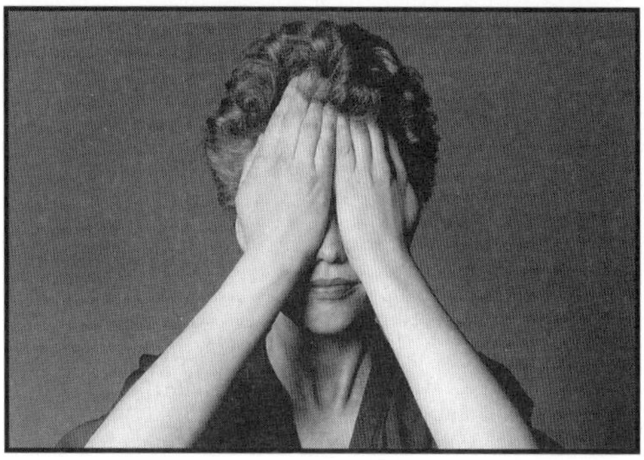

Augen: Die offenen Augen mit den Händen bedecken (palmieren), tief atmen, sich sammeln für den Tag.

Ausstreichung: Bei den Füßen angefangen über die Beininnenseite und über den Körper fahren. An den Armen innen bis zu den Händen und außen wieder hoch, dann über den Kopf nach hinten. Auf der Rückseite des Körpers vom Kopf bis zu den kleinen Zehen streichen.
Diese Ausstreichung entspricht dem Verlauf der Meridiane und harmonisiert die Energien.

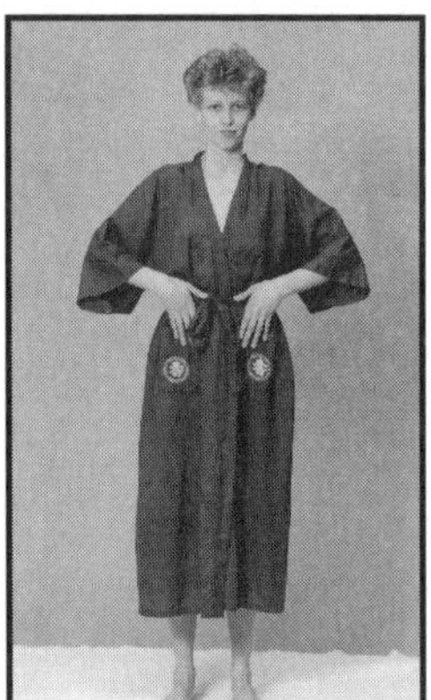

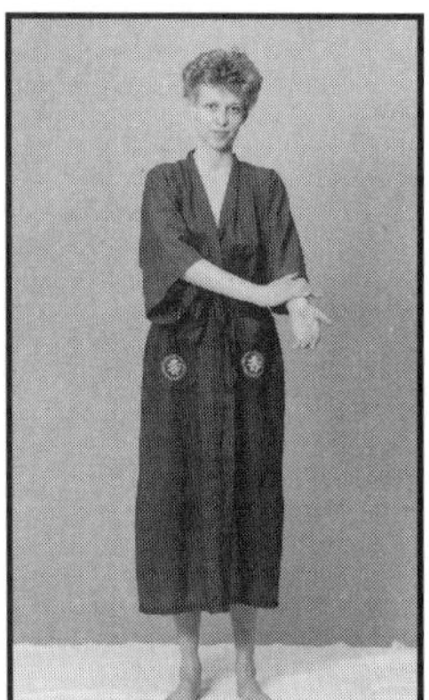

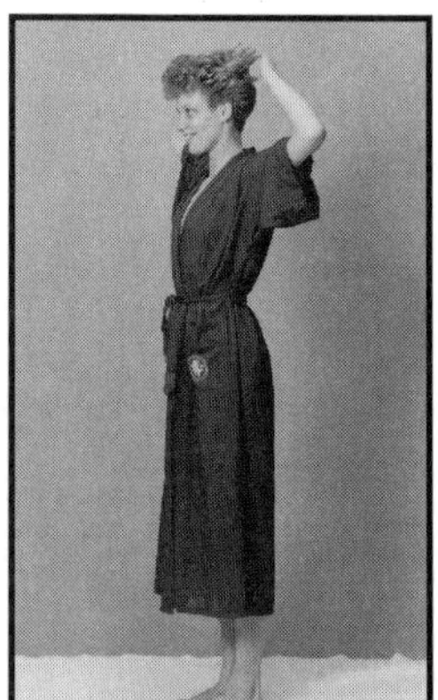

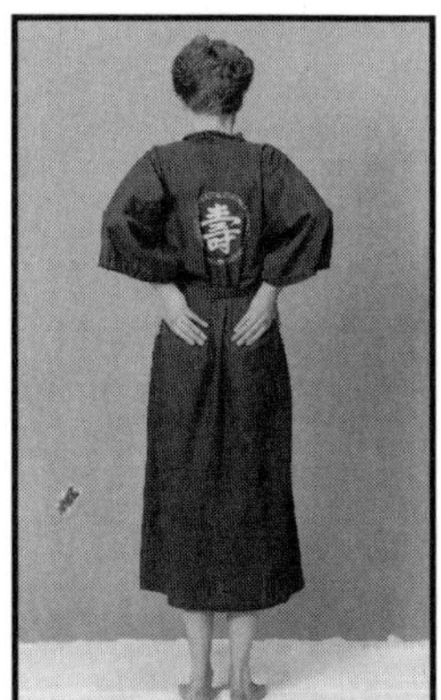

FRAUEN-MASSAGE

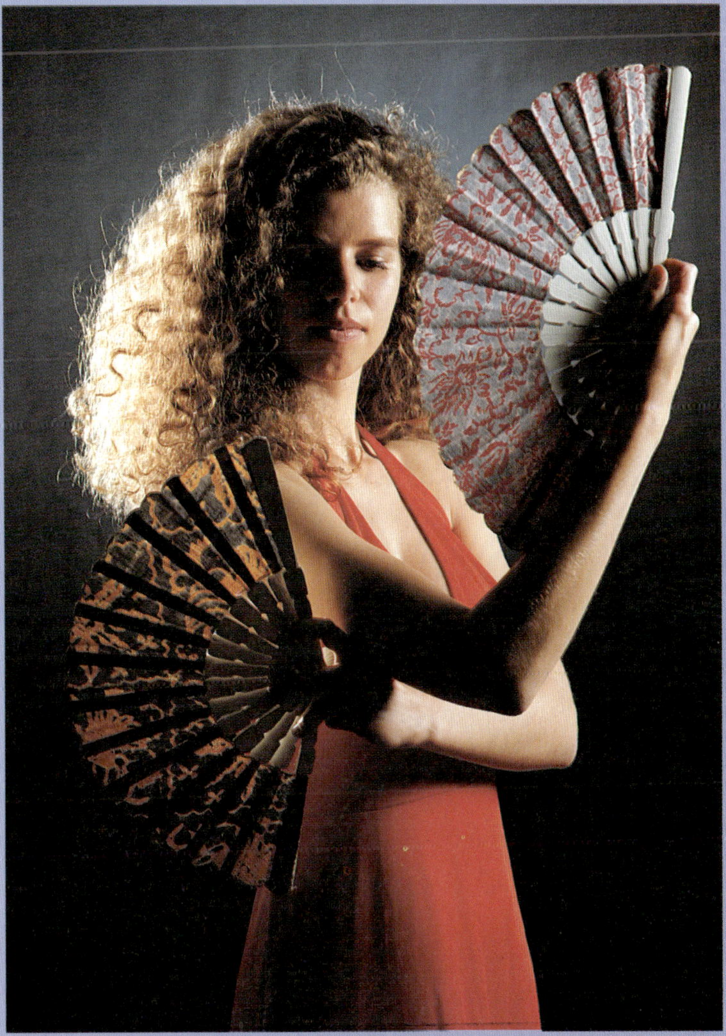

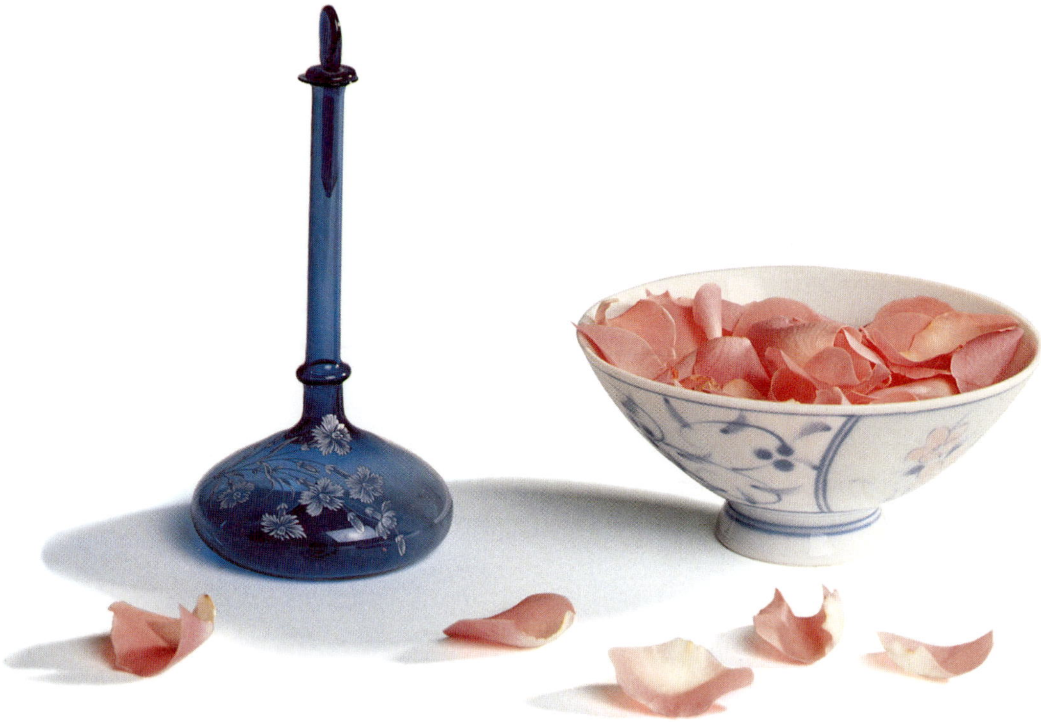

Frauen-Massage

Frauen haben zum Leben eine andere Beziehung als Männer. Dafür gibt es viele Gründe. Einer sind sicher die einzelnen Lebensabschnitte, die bei der Frau viel einschneidender und offensichtlicher als beim Mann sind. Viele Frauen brauchen Unterstützung von außen, um neue Phasen leichter annehmen und bewältigen zu können.

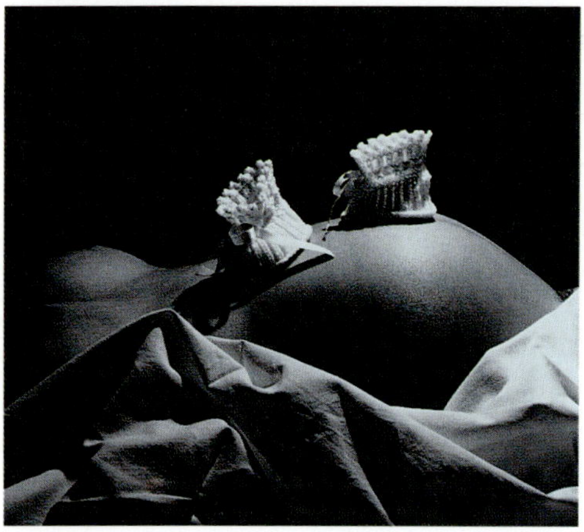

Der erste entscheidende Übergang in eine neue Lebensphase findet in der Pubertät statt. Für alle sichtbar verändert sich die Figur, und der Busen wächst – es ist eine Wandlung, die man mit dem Schlüpfen des Schmetterlings aus der Raupe vergleichen kann. Nicht nur diese äußerliche Veränderung bewirkt, daß sich die heranwachsende junge Frau mit ihrem Körper und mit dem Frausein allgemein beschäftigt. Auch die erste Monatsblutung lenkt die Gedanken in diese Richtung. Für viele Frauen beginnt mit dem Einsetzen der Menstruation ein wellenartiges Übel, dem sie hilflos ausgeliefert zu sein glauben. Gerade auf diesem Gebiet kann man mit Massagen – in Verbindung mit ätherischen Ölen – erreichen, daß Schmerzen und andere Unannehmlichkeiten gemildert oder sogar ganz beseitigt werden können.

Eine weitere grundlegende Veränderung erlebt die Frau in der Zeit der Schwangerschaft - wiederum verbunden mit einer intensiven Auseinandersetzung mit sich und dem Leben. Auch in diesem Lebensabschnitt sind regelmäßige Massagen eine Wohltat, besonders dann, wenn sie vom Partner ausgeführt werden. Es ist jedoch auch ohne weiteres möglich, sich selbst zu massieren, wenn der Partner nicht verfügbar ist oder wenn er sich für diese Form der Zuwendung nicht begeistern läßt. Wenn dann schließlich der Tag der Geburt kommt, erlebt die Frau wohl einen besonders aufregenden und bedeutenden Lebensabschnitt. Haben die Wehen begonnen, können durch eine Massage am Kreuz die Geburt erleichtert und die Schmerzen vermindert werden. Auch nach der Geburt hilft die Massage, die Haut wieder zu straffen, neue Energien aufzubauen und die seelischen Turbulenzen zu glätten. Die letzte große Veränderung, welche die Frau in einen weiteren neuen Lebensabschnitt führt, findet in den Wechseljahren statt. Für viele Frauen ist diese Umstellung eine echte Herausforderung, verbunden mit vielen Unannehmlichkeiten. Massagen können die in dieser Zeit anstehende Neuorientierung wirkungsvoll unterstützen.

Anwendungen

Bei Massagen für Frauen müssen die einzelnen Lebensabschnitte berücksichtigt und abgegrenzt werden

Pubertät	Gesichtsmassagen helfen bei Akne. Wenn sich die körperlichen Formen sehr schnell verändern, kann durch Massagen im Brust- und Hüftbereich ein Reißen der Haut vermieden werden.
Mensbeschwerden	Eine unregelmäßige Periode kann sich durch Massagen, unterstützt vom passenden ätherischen Öl, langsam regulieren. Die vielfältigen Beschwerden, die mit dem prämenstruellen Syndrom verbunden sind, können gut beeinflußt werden. Schmerzen werden gelindert, das Spannungsgefühl nimmt ab. Mit Einfühlungsvermögen können die Schmerzen gezielt angegangen werden.
Kinderwunsch	Regelmäßige Ganzkörpermassagen können die Fruchtbarkeit erhöhen.
Schwangerschaft	Massagen helfen bei schweren, geschwollenen Beinen und beugen Krampfadern und Venenentzündungen vor. Die Haut bleibt straff und samtig. Verspannungen werden gelöst, wodurch die bevorstehende Geburt leichter vonstatten geht.
Geburt	Massagen beschleunigen und erleichtern die Geburt. Während der Wehen sind die Schmerzen vermindert.
Nach der Geburt	Körperliche Schmerzen werden durch die Massage gelindert. Die Massage unterstützt sehr wirkungsvoll die Bauchrückbildung, bringt die Energie zurück und hilft, eine Wochenbettdepression zu vermeiden.
Menopause	In dieser Zeit wird durch die Massage in erster Linie die Psyche stabilisiert und harmonisiert, so daß die Beschwerden leichter ertragen werden können.

Tip

Frauenprobleme sollten unter Frauen ausgetauscht und besprochen werden. Schwierige Situationen werden leichter bewältigt, wenn man sich gegenseitig Ratschläge geben kann, gemeinsame Spaziergänge unternimmt oder zusammen die Sauna besucht. Die Beschwerden, die in den verschiedenen Umstellungsphasen auftreten können, sind meistens keine Krankheitssymptome und sollten auch nicht mit starken Medikamenten behandelt werden. Wichtig ist, daß man die Verantwortung für den eigenen Körper übernimmt und nicht alles mit sich geschehen läßt, besonders wenn es um Hormone geht. Mit milden pflanzlichen Präparaten lassen sich die körperlichen Vorgänge wirkungsvoll unterstützen. Ätherische Öle sind in diesem Zusammenhang sehr wertvoll – sie heben die Stimmung und lassen schwierige Situationen in einem neuen Licht erscheinen.

Basisöl

Das Borretschöl unterstützt die Behandlung des prämenstruellen Syndroms und hilft in den Wechseljahren, Schwankungen des Hormonhaushalts auszugleichen. Es genügt, von diesem Öl etwa 10% einem anderen Basisöl beizumischen. In gleicher Weise läßt sich das Nachtkerzenöl verwenden. Sowohl das Haselnuß- wie auch das Weizenkeimöl glätten und regenerieren die Haut. Sie verhindern Risse und sind daher besonders für die Bauchmassage während der Schwangerschaft wertvoll. Nach der Geburt empfiehlt sich die Verwendung von Traubenkernöl, da es aufgrund seiner adstringierenden Wirkung mithilft, die Haut zu straffen. Es ist ein sehr angenehmes, leichtes und feinflüssiges Öl.

Essenzen

Fenchel	Bei Hormonstörungen und unregelmäßiger Menstruation. Zur Straffung und Vergrößerung der Brust, zur Entgiftung bei Fettsucht.
Grapefruit	Wichtiger Duft in der Zeit der weiblichen Pubertät.
Jasmin	Hebt die Stimmung und hilft bei emotionalen Schwierigkeiten, die mit der Sexualität in Zusammenhang stehen. Wichtige Essenz während der Geburt und zur Vermeidung von Wochenbettdepressionen.
Muskatellersalbei	Harmonisiert dank seinem Einfluß auf den Hormonhaushalt die biologischen Rhythmen der Frau. Hilft bei unregelmäßiger oder ganz ausbleibender Periode. Für das Bad unmittelbar vor der Geburt.
Rosenholz	Verhindert die Bildung von Schwangerschaftsstreifen. Sanftes Öl zur Gesichtspflege bei Akne.
Salbei	Hilfreich beim Abstillen und bei Beschwerden im Klimakterium, speziell bei Schweißausbrüchen.
Ylang-Ylang	Sehr sanftes und euphorisierendes Öl, das besonders für ältere Frauen geeignet ist.

Zypresse — Reguliert den weiblichen Hormonhaushalt. Hilft bei allen Erschlaffungsproblemen, besonders im unteren Körperbereich.

Vorsicht
Während der Schwangerschaft ist ein besonders sorgfältiger Umgang nicht nur mit den Massagegriffen, sondern auch mit den ätherischen Ölen erforderlich. Reizende, wehenanregende Öle und solche mit toxischen Inhaltsstoffen müssen unbedingt gemieden werden. Von den vorgehend aufgeführten Ölen sind daher Fenchel, Salbei und Zypresse strikte zu meiden. Muskatellersalbei und Jasmin dürfen erst am Schluß der Schwangerschaft – bei den ersten Wehen – eingesetzt werden. Aber auch die sanften Öle werden in geringerer Dosierung als üblich verwendet.

Lagerung
In den letzten Schwangerschaftsmonaten ist eine besondere Lagerung erforderlich. Bauch- und Rückenlagerung sind schwierig oder gar unmöglich. Auf der Seite läßt sich jedoch gut liegen, wenn mit Kissen gepolstert wird. Vorteilhaft ist, rittlings auf einem Stuhl zu sitzen und sich auf der Stuhllehne – eventuell auch mit Kissen – abzustützen.

Frauen-Massage

Dauer: beliebig

Die hier dargestellte Massage für Frauen entspricht nicht einem Massageablauf im herkömmlichen Sinne. Gezeigt werden nur bevorzugte Zonen oder Punkte, die nach Bedarf in eine Massage miteinbezogen werden können.

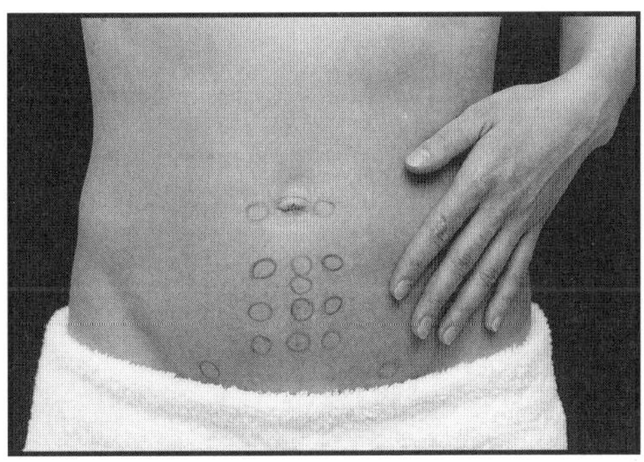

Unterbauch: Mit den beiden übereinander liegenden Händen wird mit kreisenden Bewegungen die Bauchhaut verschoben. Ist der Bauch etwas weicher geworden, können mit spitzen Fingern kleine Kreise beschrieben werden. Dazu nimmt man eine individuelle Ölmischung, die auf der unteren Bauchzone eingerieben wird.
Hier sind einige wichtige Punkte, die bei weiblichen Beschwerden stimuliert werden können. Die Massage hilft bei prämenstruellem Syndrom, bei Krämpfen und Spannungsgefühlen während der Monatsblutung und bei Beschwerden in der Zeit des Klimakteriums. Die Stimulierung der Punkte erhöht auch die Empfängnisbereitschaft.

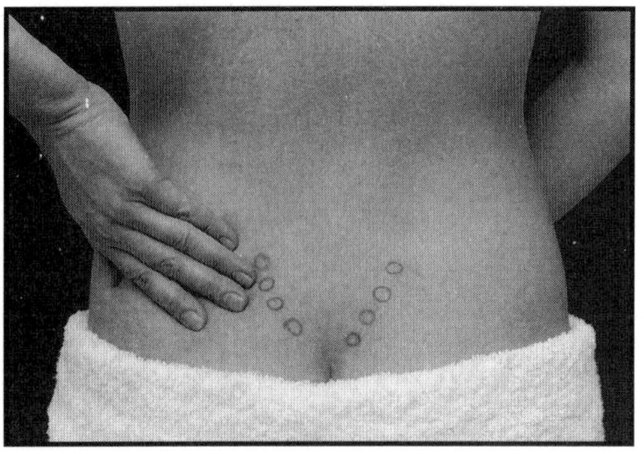

Kreuzbein: Eine kräftige Massage in der Kreuzbeinzone, in rhythmischen Kreisen ausgeführt, ist wohltuend und schafft Erleichterung bei verschiedenen Beschwerden. Empfehlenswert ist es, mit den Fingern in die Löcher des Kreuzbeins zu drücken. Sind die Punkte schmerzhaft, dann tief atmen und den Druck etwas halten.
Anzuwenden bei Menstruationsbeschwerden, Kreuzschmerzen während der Menstruation, Hitzewallungen und anderen Störungen in den Wechseljahren sowie bei schmerzhaften Wehen während der Geburt.

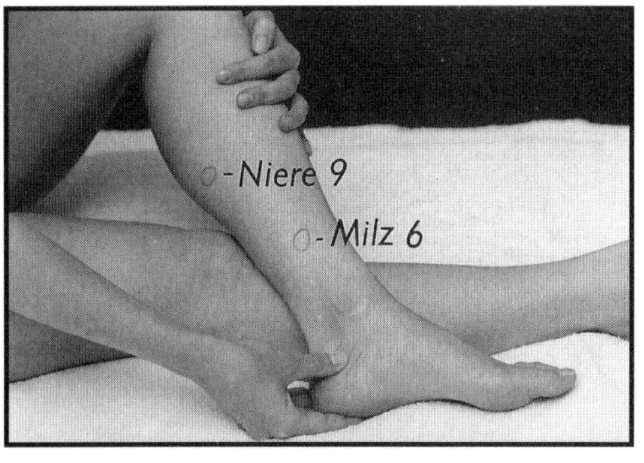

Niere 9: Diesen Punkt an der Innenseite der Wade nennen die Chinesen den "Gastaufbau". Das Drücken von Niere 9 hilft, den Milchfluß für den neuen Erdenbürger zu verbessern. Wirksam ist das Drücken dieses Punktes auch bei Wadenkrämpfen und psychischen Erkrankungen.

Milz 6: Dies ist der zentrale Frauenpunkt. Er wird "Verbindung der 3 Yin" genannt, denn hier treffen sich die drei Yin-Meridiane Leber, Milz und Niere. Der Punkt liegt vier Querfinger oberhalb des inneren Knöchels in der Mulde hinter dem Schienbein. Diesen Punkt drückt man bis zur Schmerzgrenze, hält dann ein wenig an, bis der Schmerz abklingt, und läßt langsam los.
Hier können wir sehr vieles beeinflussen: Sexualstörungen, Unfruchtbarkeit, unregelmäßige Menstruation, Menstruationsbeschwerden, eine zu starke oder zu schwache Blutung, Beschwerden während des Klimakteriums, zu hohen oder zu tiefen Blutdruck, Migräne, psychische Erregung, Depression und Geburtsschmerzen.

Vorsicht: *Nicht während der Schwangerschaft stimulieren, da dadurch vorzeitige Wehen ausgelöst werden können.*

Fußreflexzone: Auf der Innenseite der Ferse findet sich die Zone der Gebärmutter, auf der Außenseite diejenige der Eierstöcke. Durch kräftiges Streichen können diese Zonen angeregt, durch sanfte Behandlung beruhigt werden.

Vorsicht: Während der Schwangerschaft nicht fest drücken.

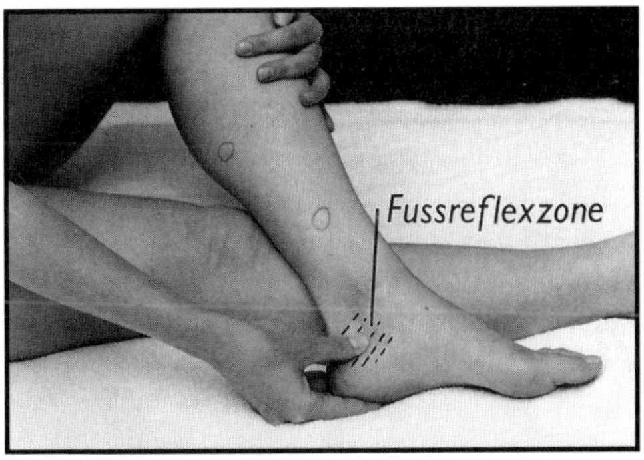

Während der Schwangerschaft

Beine: Mit einem V-Griff wird – gleichzeitig mit beiden Händen – das Gewebe vom Fuß ausgehend Richtung Becken geschoben.
Das schafft Erleichterung, wenn die Beine schwer oder geschwollen sind, entwässert und begünstigt den Abfluß des Blutes in den Venen.

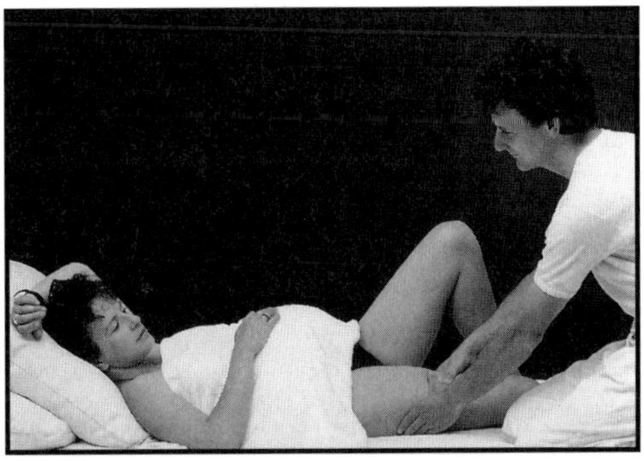

Bauch: Sanftes Streicheln des Bauches, indem man mit beiden Händen Kreise ausführt.
Für den werdenden Vater ist das eine gute Möglichkeit, mit dem Ungeborenen Kontakt aufzunehmen. Besonders schön ist, daß zwei gleichzeitig liebkost werden: Mutter und Kind.

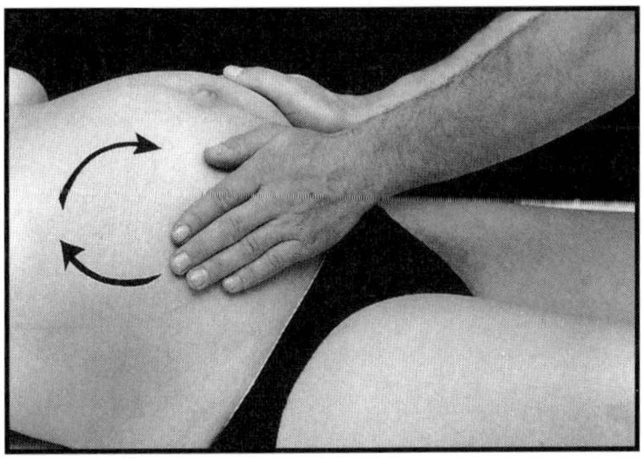

Brust: Mit einem V-Griff wird oberhalb der Brustwarze angesetzt und das Gewebe mit leicht kreisenden Bewegungen in Richtung Achselhöhle verschoben. Dieser Griff ist empfehlenswert für eine regelmäßige Selbstmassage. (Vergl. Seite 80).
Stimuliert den Milcheinschuß und hilft bei versiegendem Milchfluß während der Stillzeit.

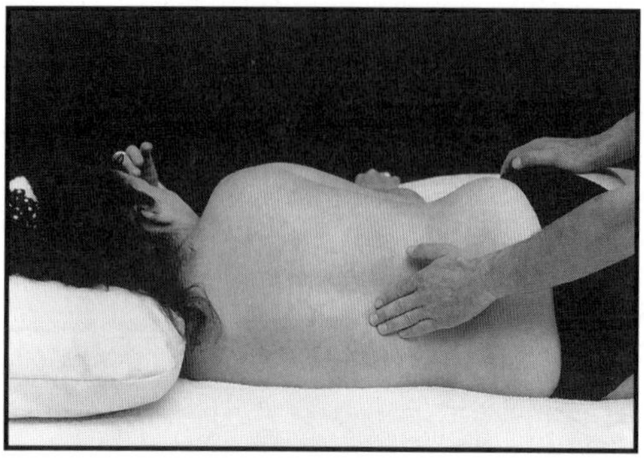

Kreuz und Rücken: Ausgiebiges und kräftiges, kreisendes Massieren der ganzen Kreuzgegend und des Rückens beiderseits der Wirbelsäule ist sehr wohltuend. Am besten mit Kissen gepolstert in Seitenlage auszuführen.
Während der Geburt das Kreuz kräftig massieren und die Kreuzbeinlöcher stimulieren. Die Gebärende schätzt den Gegendruck während der Wehen, da dies die Schmerzen lindert.

Damm: Während der Schwangerschaft den Damm (Bereich zwischen Darmausgang und Scheide) mit Weizenkeimöl massieren, dehnen und drücken.
Wenn diese Zone elastisch und geschmeidig gehalten wird, kann ein Einreißen der Haut während der Geburt verhindert werden – auch ein vorbeugender Dammschnitt kann dadurch unnötig werden.

GESICHTSMASSAGE

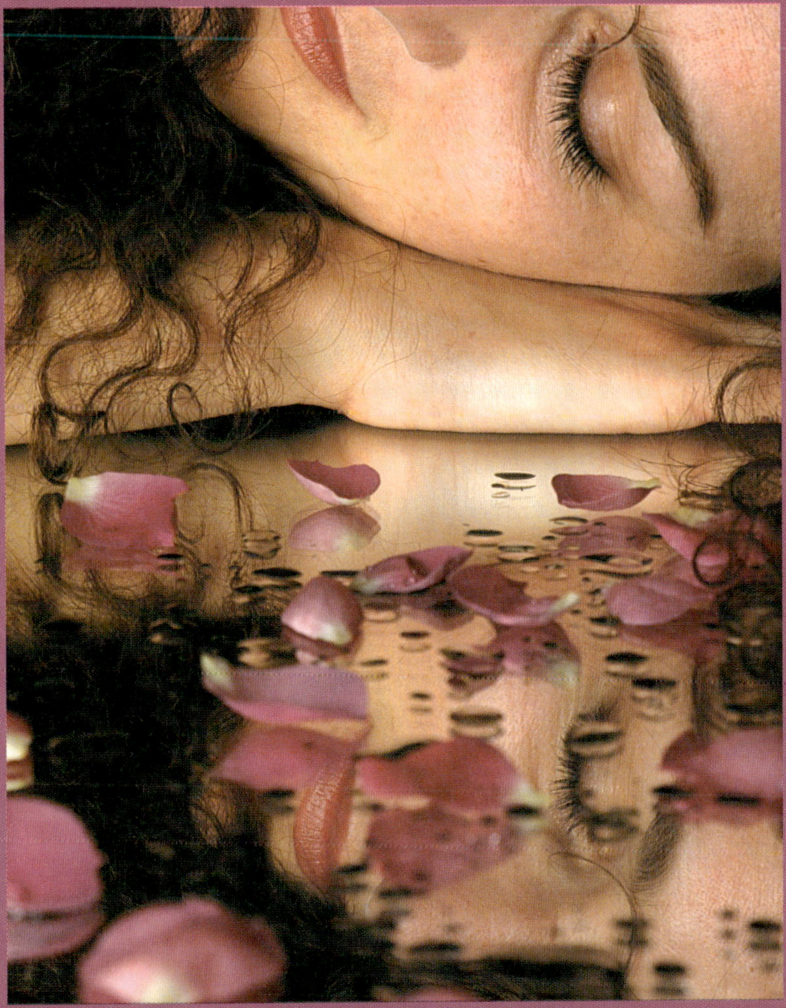

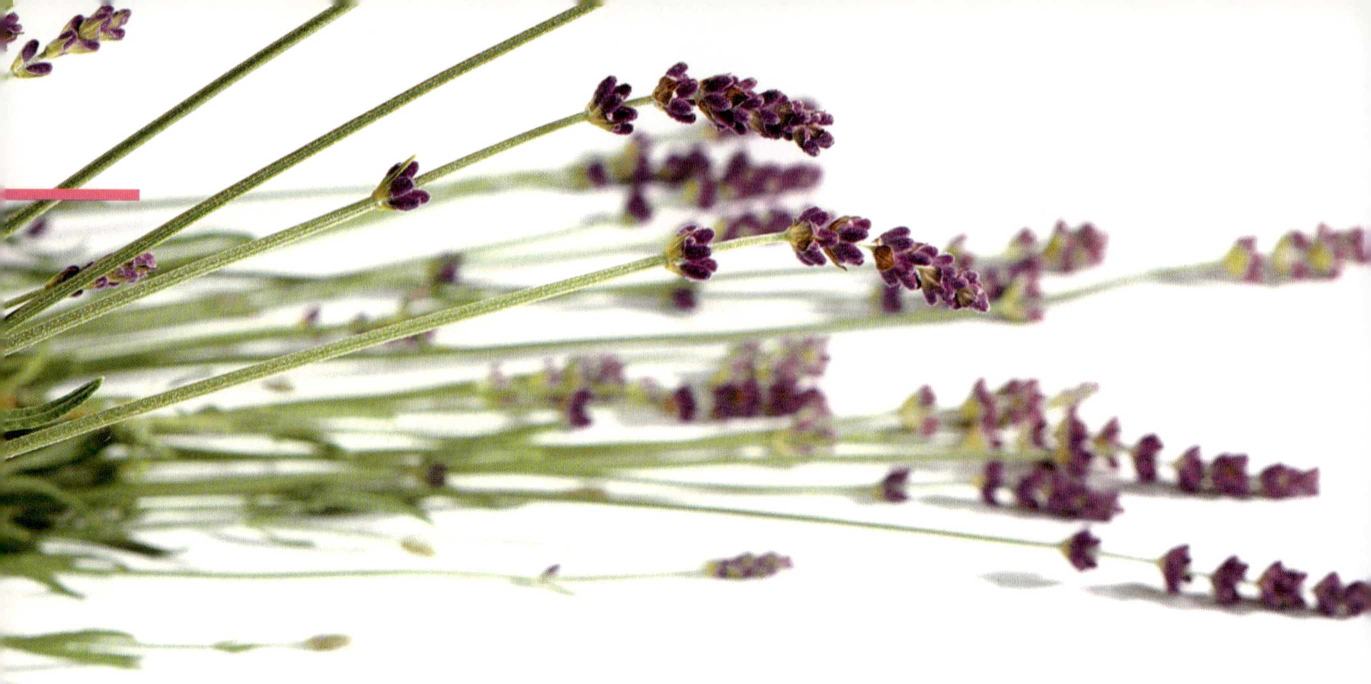

Die Gesichtsmassage

Unser Gesicht ist wohl unser ausdrucksstärkster Körperteil und erzählt sehr viel über unser Leben. Unsere Vergangenheit hinterläßt gerade hier ihre Spuren – immer wiederkehrende Gefühlsregungen und durchgestandene Krankheiten bleiben sichtbar. Je nachdem, welche Gedanken oder Gefühle uns bewegen, verziehen sich die Muskeln oder verspannen sich sogar. Der ständige Wechsel von Spannung und Entspannung macht das Gesicht lebendig und interessant.

Heute sind jedoch sehr viele Menschen von ständigen Sorgen geplagt oder leiden unter Dauerstreß, so daß auf die Anspannung keine automatische Entspannung mehr folgt. Die vielen kleinen Gesichtsmuskeln, die in alle Richtungen verlaufen, gewöhnen sich mit der Zeit an die Verspannung. Sie können nicht mehr loslassen und bilden Falten. Negative Gedanken und Gefühle bewirken auch, daß ein Gesicht nicht mehr als harmonisch und angenehm empfunden wird.

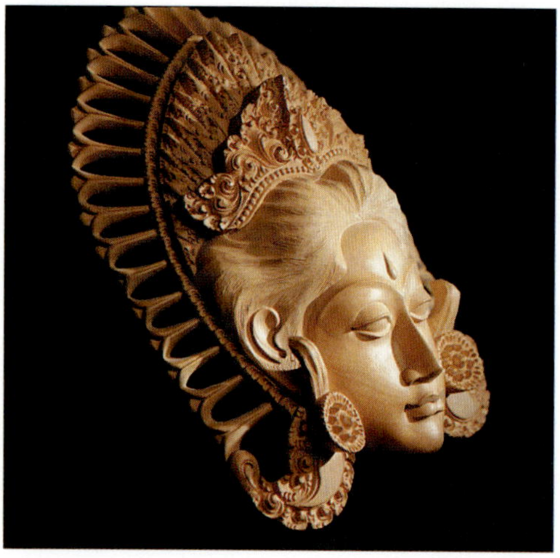

Eine Gesichtsmassage ist ganz besonders geeignet, die Sorgen des Alltags zu vergessen und die Aufmerksamkeit auf sich und seinen Körper zu lenken. Sie vermittelt das Gefühl von Zärtlichkeit, Geborgenheit und Liebe. Dadurch hilft sie, ungute Gefühle zu besänftigen und all die feinen Muskeln zu entspannen. Immer wieder ist es erstaunlich zu sehen, wie sich ein Gesicht durch eine Massage verändert, wie die Gesichtszüge sanfter und weicher werden und der behandelte Mensch wie durch eine Verwandlung um Jahre jünger wirkt. Bei keiner anderen Massage läßt sich so gut beobachten, wie sich durch die Behandlung nur eines Körperteils der ganze Körper entspannt. Dabei wird die Magie der Hände am deutlichsten sichtbar.

Anwendungen

Eine Gesichtsmassage hilft vor allem bei:

- Kopfschmerzen
- Streßzuständen
- Verspannungen
- nervösen Zuckungen
- starren Gesichtszügen
- negativen Gefühlen, die die Faltenbildung begünstigen.

Tip

Eine heiße Gesichtskompresse mit einem Waschlappen oder Frottiertuch sorgt bereits vor der Massage für eine wohltuende Entspannung. Einige Tropfen ätherisches Öl (siehe unter Essenzen) unterstützen den Vorgang. Für eine Kompresse nimmt man einen halben Liter Wasser, 4 bis 5 Tropfen ätherisches Öl und nach Belieben einen Eßlöffel Milch oder Essig. Milch ist vor allem bei trockener oder empfindlicher Haut zu empfehlen, Essig bei Hauterkrankungen oder entzündlicher Haut.

Basisöl

Als Basisöl ist bei einer Gesichtsmassage besonders das feine und wertvolle Jojoba-Öl zu empfehlen.

Essenzen

Geranium	Sehr hautpflegend und harmonisierend. Besonders nützlich bei verstopfter und fetter Haut, jedoch für alle Hauttypen geeignet.
Immortelle	Hilft bei verschiedenen Hauterkrankungen, auch bei Akne und sehr unreiner Haut.
Karottensamen	Pflegt, nährt, strafft und verjüngt die Haut. Beschleunigt die Hautbräunung. Wird als Schönheitsmittel eingesetzt.
Lavendel	Beruhigt die Hautzellen und versorgt sie mit neuen Energien. Für jeden Hauttyp geeignet.
Neroli	Sehr wertvoll, da es die Erneuerung der Hautzellen stimuliert. Es ist speziell für trockene, faltige und empfindliche Haut geeignet. "Schönheitsöl".
Rose	Sehr hautfreundlich, wird auch von der empfindlichsten Haut gut vertragen. Pflegt besonders die trockene, sensible und alternde Haut. Zu empfehlen bei Streß und nervösen Spannungen.

Sandelholz	Wirkt lindernd bei juckender und entzündeter Haut. Fördert die Haut durchblutung.
Wacholder	Wirkt entgiftend, dadurch besonders nützlich bei fetter Haut, Akne und Hautentzündungen.
Weihrauch	Pflegt in erster Linie die reife und feuchtigkeitsarme Haut. Schützt vor Falten und anderen Altersanzeichen.
Zitrone	Baut den Säureschutzmantel der Haut auf, hilft bei Hautunreinheiten, dient der Schönheitspflege.

Vorsicht
Viele Menschen empfinden das Gesicht als sehr intimen Körperteil. Man sollte es daher mit viel Feingefühl berühren und mit ruhigen und sicheren Händen massieren. Nicht mit spröden Händen oder mit langen, spitzen oder ungeschliffenen Fingernägeln arbeiten.

Lagerung
Auf dem Rücken – auf einer Liege oder auch am Boden auf einer Matte. Eine Knierolle entlastet den unteren Rücken. Unter den Kopf kann ein zusammengelegtes Frottiertuch gelegt werden. Für manche ist eine Nackenrolle angenehm.

Hals-, Ohr- und Gesichtsschmuck sowie Kontaktlinsen sollten abgelegt werden. Den ganzen Körper bis zum Kopf mit Wolldecke oder Frottiertuch bedecken. Der Massierende sitzt entspannt und bequem am Kopfende.

Gesichtsmassage

Dauer: ca. 20 Minuten
ca. 30 Minuten mit Kompresse

Jede Bewegung sollte 6- bis 8mal ausgeführt werden. Erst durch die Wiederholung können sich die feinen Gesichtsmuskeln entspannen. Die Streichungen sollen langsam, aber mit einem gewissen Druck ausgeführt werden. Rhythmisches Massieren fördert die Entspannung und hilft, sich der Massage voll hinzugeben. Nicht zu viel Öl nehmen, aber doch so viel, daß die Hände gut auf der Haut gleiten. Nach der Massage sollte das Öl weitgehend eingezogen sein.

Einen Wattebausch mit Rosenwasser tränken und das Gesicht damit abtupfen und reinigen.

Noch besser ist eine warme **Gesichtskompresse**. Ein ausgewrungener Waschlappen wird auf das Gesicht gedrückt. Die Kompresse wird nach dem Abkalten noch ein- oder zweimal frisch aufgelegt.

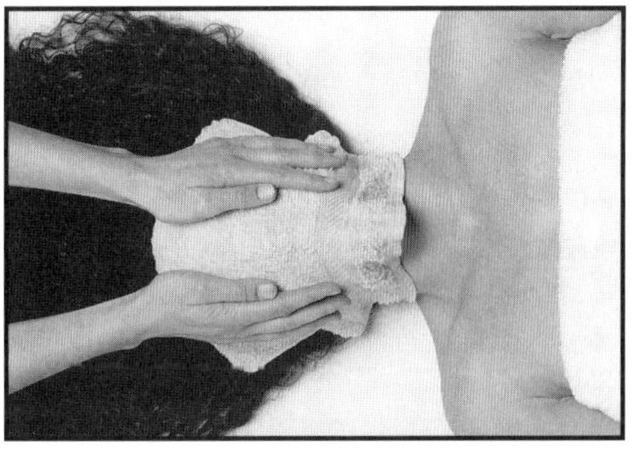

Einölen: Bei der Stirn beginnend, wird nun das Gesicht eingestrichen. Man beginnt dabei von der Mitte her und zieht mit den Händen nach außen. Zunächst streichen wir mit den flachen Händen über die Stirn. Anschließend werden Wangen, Oberlippe und Unterkiefer eingeölt.

Unterkiefer: Mit flachen Fingern vom Kinn her zur Seite streichen. Der Druck darf so fest sein, daß sich das Gewebe mitverzieht. Zunächst mit beiden Händen gleichzeitig arbeiten, anschließend abwechselnd mit der rechten und der linken Hand.

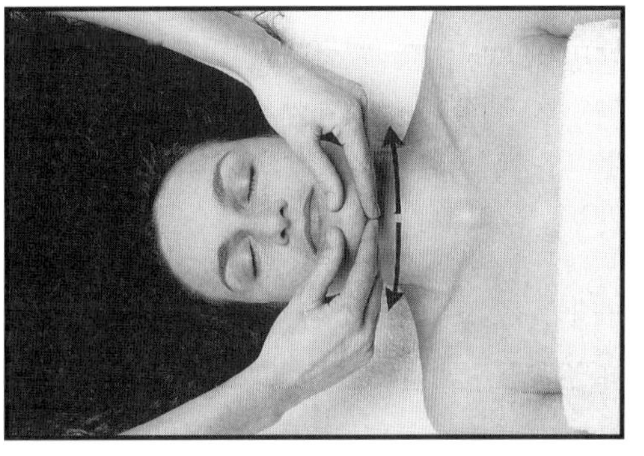

Oberlippe: Auf die gleiche Art wie Unterkiefer werden Oberlippe und Wangen bearbeitet. Man achte darauf, daß der Rhythmus immer gleichbleibt.

Wangen: Die Wangen können auch mit den Handballen massiert werden. Von der Nase her anfangen und zu den Ohren hin streichen.

Stirn: Die Stirn darf recht kräftig ausgestrichen werden. Zunächst beginnt man mit den Handballen beider Hände in der Stirnmitte. Nach einigen Streichungen werden die Hände abwechselnd eingesetzt.

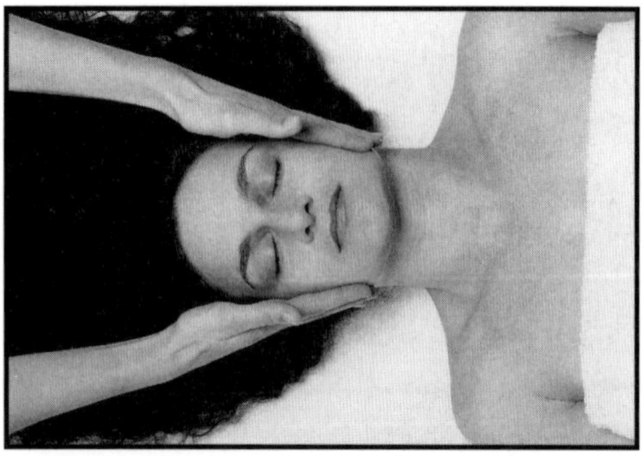

Kaumuskulatur: Seitlich an den Backenknochen mit flachen Fingern ausgiebig kreisen. Dabei soll sich die ganze Gesichtshaut mitverziehen. Anschließend kann man die Finger leicht aufstellen, so daß der Druck etwas spitzer wird.
An diesen Stellen wird der Unterkiefer gehalten. Den meisten Menschen fällt es besonders schwer, hier loszulassen. Wenn sich der Mund leicht öffnet, so ist dies als Zeichen zu werten, daß es gelungen ist, Kopf und Gesicht zu entspannen.

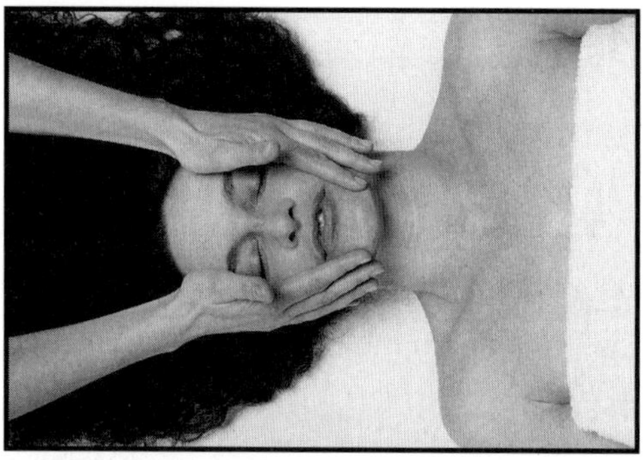

Flache **Streichung** mit den Handinnenflächen über das ganze Gesicht.
Eine solche Streichung ist besonders wohltuend und kann jederzeit in den Massageablauf eingeflochten werden.

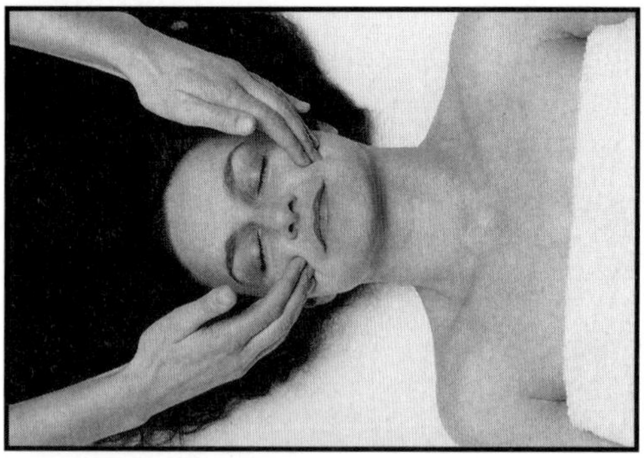

Wangenknochen: Mit den Fingern am Knochenrand entlangfahren und dann mit Zeige- und Mittelfinger zirkeln.
Vielleicht löst dieser Griff ein Lächeln aus – gut so! Hier befinden sich auch Rezeptoren, die mit der Thymusdrüse in Verbindung stehen. Der Griff hat ebenso einen Einfluß aufs Immunsystem, wie auch das Lächeln uns innerlich stärkt.

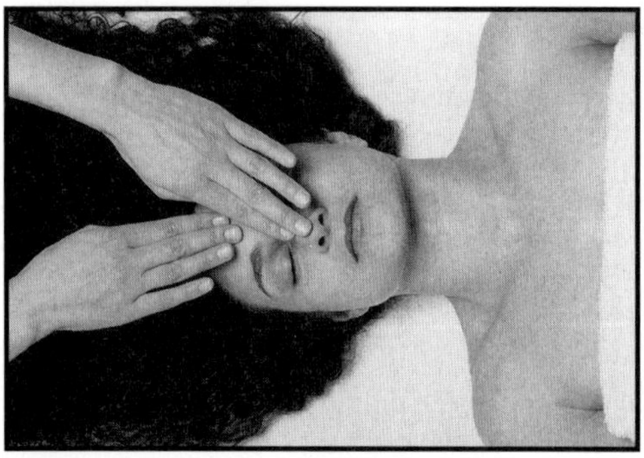

Nase: Von der Nasenspitze bis über die Stirn mit den Fingerspitzen wechselhändig streichen.

Dann Daumen überkreuzen und im Wechsel die Nasenflügel von oben nach unten leicht massieren.

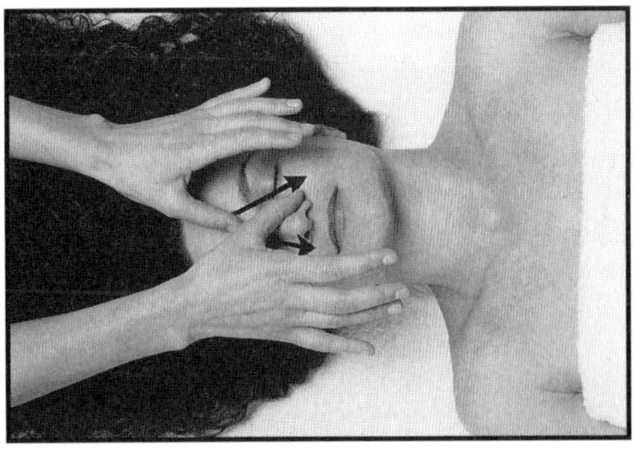

Nasenwurzel: Mit beiden Zeigefingern von den inneren Augenwinkeln her hochziehen.
Wenn jemand sehr verspannt ist, können diese Zonen hart sein und schmerzen.

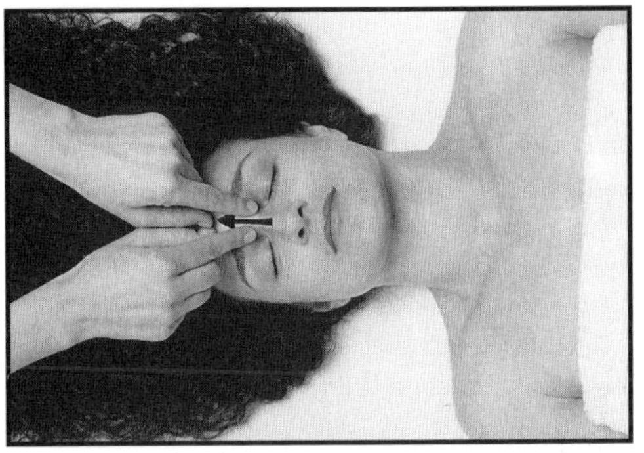

Augenbrauen: Zwischen Zeigefinger und Daumen leicht zusammendrücken. Langsam von der Mitte her zu den Schläfen Fingerbreite um Fingerbreite arbeiten.

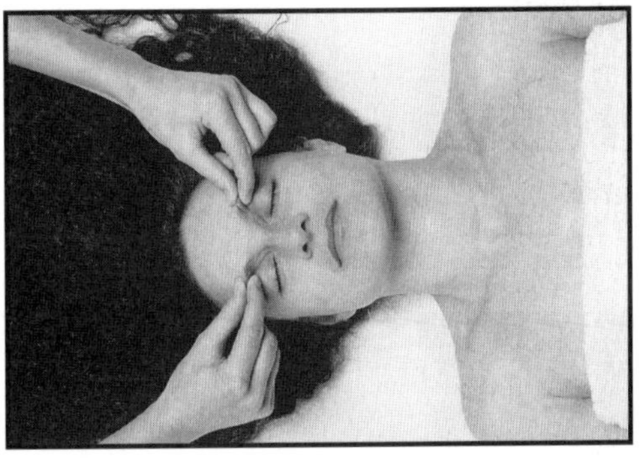

Schläfen: Mit flachen Fingern kreisen. Falls es als angenehm empfunden wird, darf auch Druck ausgeübt werden.
Diese Bearbeitung der Schläfen kann Kopfschmerzen lindern.

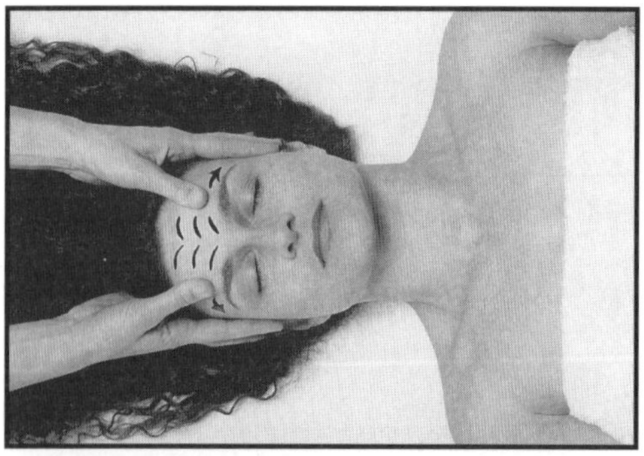

Stirn: Gleichzeitig mit beiden Daumen von der Mitte zu den Schläfen hin mit festem Druck streichen – Daumenbreite um Daumenbreite. Dann mit allen Fingerkuppen, angefangen bei den Augenbrauen, bis zum Haaransatz hochziehen. Abschließend eine breite, flache, öffnende Streichung über die Stirn ausführen.

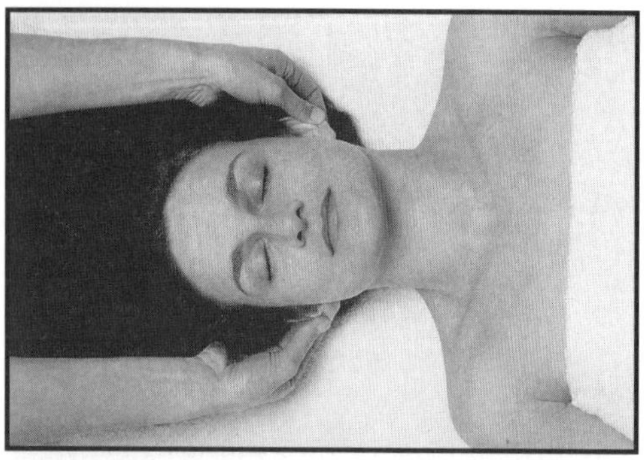

Ohren: Zwischen Zeigefinger und Daumen das Ohrläppchen und den ganzen Ohrrand bearbeiten. Hinter dem Ohr, vor dem Haaransatz, kreisend hochkommen und um das Ohr fahren.
Im Ohr ist wie in Händen und Füßen der ganze Körper enthalten. Über die hier liegenden Reflexzonen kann der ganze Mensch behandelt werden. Ätherische Öle werden hier besonders gut von der Haut aufgenommen.

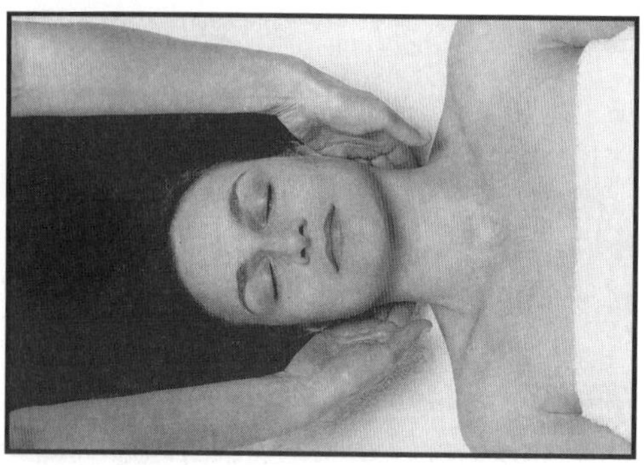

Nacken: Mit flachen Fingern den Hals bis zur Schulter hin pumpend bearbeiten.

Schlußstreichungen gleich wie zu Beginn: Von der Gesichtsmitte ausgehend nach außen über Unterkiefer, Oberlippe, Wange und Stirn streichen.

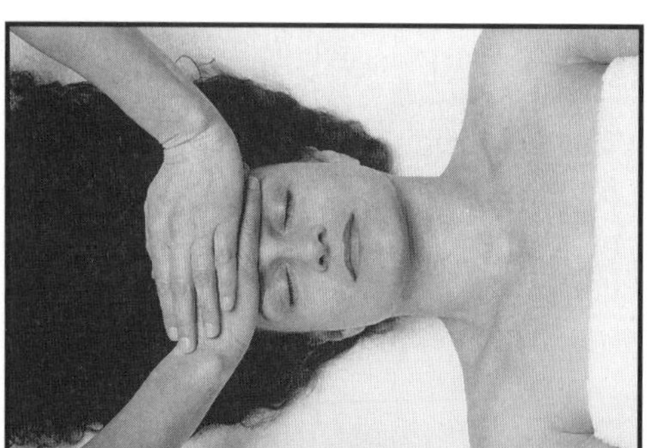

Abschluß: Hände übereinander auf die Stirn legen, Druck geben, eine Zeitlang so halten und langsam den Druck verringern. Hände noch sanft liegenlassen und dann sachte entfernen.
Dies ist eine wirkungsvolle Drucktechnik bei Stirnkopfschmerzen.

CELLULITE-MASSAGE

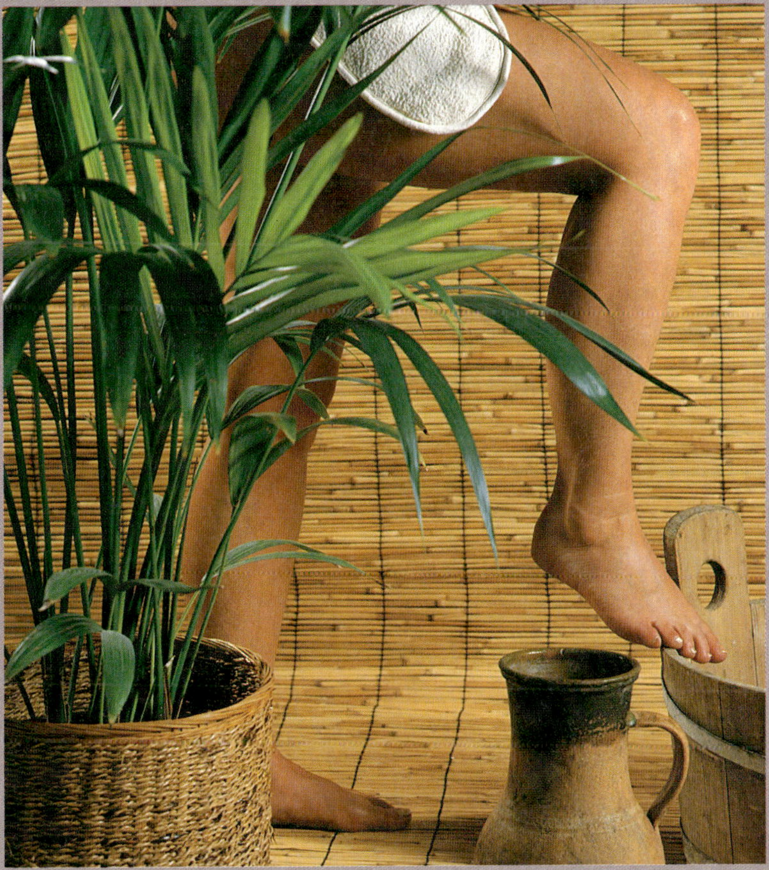

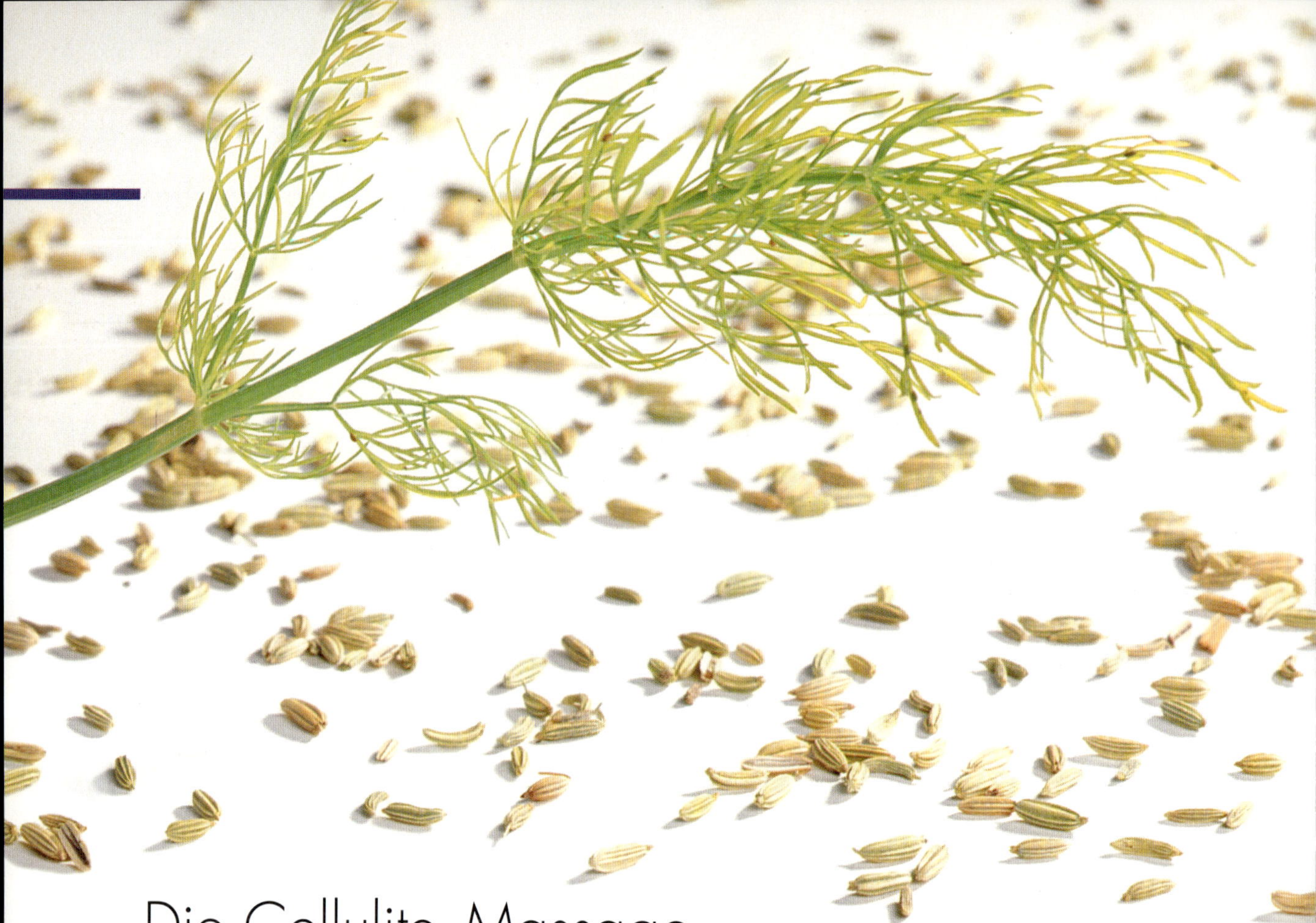

Die Cellulite-Massage

Bei der "Orangenhaut" handelt es sich um ein weitverbreitetes Erscheinungsbild, von dem speziell die Frauen betroffen sind. In früheren Zeiten, als man dafür allgemein den Begriff "Zellulitis" verwendete, kannte man den Hintergrund dieses Leidens noch nicht so gut wie heute. Inzwischen hat sich die Bezeichnung "Cellulite" durchgesetzt.

Mit "Cellulite" wird ein mehr oder weniger natürlicher Prozeß umschrieben, der durch die Ausschüttung weiblicher Hormone gesteuert wird. Das Gewebe wird dehnfähiger und bereitet sich auf eine eventuelle Schwangerschaft vor. Aus diesem Grunde beginnt diese Gewebeveränderung meist schon mit der Pubertät. Eine leichte Cellulite ist ein Zeichen für Weiblichkeit und Schwangerschaftsbereitschaft. Es ist daher unnötig, in Panik zu geraten, wenn sich die ersten Anzeichen einer Hautveränderung zeigen, nur weil diese nicht ins heutige Schönheitsdenken passen.

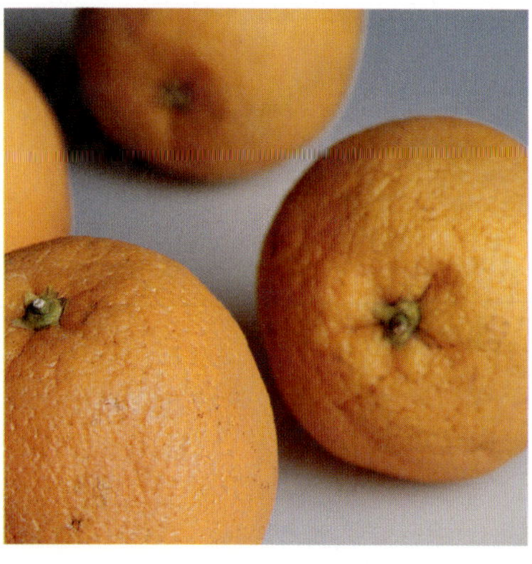

Bekommt jedoch das Gewebe ein orangenähnliches Aussehen, dann haben die Zellen begonnen, sich zu verkleben. In diesem Stadium ist es wichtig, regelmäßig zu massieren, damit sich der Zustand nicht weiter verschlechtert. Solche Veränderungen des Gewebes treten zuerst meist an Oberschenkeln, Gesäß und Waden auf, können sich aber dann später auch an Oberarmen und Oberbauch zeigen.

Der Prozeß kann jedoch noch weiter fortschreiten, so daß sich schließlich die Zellen entzündlich verändern und die Bindegewebsfasern zerstört werden. Dann haben wir es mit einem ausgeprägten Krankheitsbild zu tun, für das der Begriff "Zellulitis" verwendet wird. Ein verläßliches Anzeichen dieser Krankheit ist, daß das Gewebe selbst bei geringem Druck sehr schmerzhaft reagiert. Es ist verständlich, daß in einem solch fortgeschrittenen Stadium eine Massage kaum mehr möglich, wenn nicht sogar schädlich ist. Eine sanfte manuelle Lymphdrainage kann jedoch helfen, das Gewebe zu entschlacken.

Anwendungen

Eine Cellulite-Massage ist für leichte und mittlere Formen der Gewebeveränderung zu empfehlen. Die normalerweise befallenen Körperzonen (Oberschenkel, Waden, Oberarme und Bauch) können gut selbst massiert werden. Am besten geht man so vor, daß man jeden Morgen ein Massageöl kräftig in die Oberschenkel einmassiert. Eine günstige Wirkung hat dabei die Verwendung eines Noppen- oder Luffahandschuhs. Die Massage hilft,

- die Durchblutung zu fördern
- das Gewebe zu entwässern
- die Schlacken abzutransportieren
- die verklebten Zellen zu lösen

Ausgewählte ätherische Öle unterstützen diese Massage auf hervorragende Weise.

Tip

Die Erfahrung zeigt, daß bestimmte Gewohnheiten wie Überernährung, Bewegungsmangel oder monotone Tätigkeiten die Entstehung der Cellulite fördern. Daraus läßt sich leicht ableiten, mit welchen Maßnahmen eine Cellulite-Behandlung unterstützt werden kann. Eine natürliche, vitalstoffreiche Ernährung mit wenig Zucker, tierischem Fett und Alkohol ist hilfreich. Zu empfehlen ist auch ein Entschlackungstag pro Woche mit Molke, Reis oder Gemüsesäften. Verzichten Sie auf Tabak. Und vor allem: Bewegen Sie sich ausreichend und nicht einseitig. Man muß dazu kein Sportler werden. Nehmen Sie statt des Autos das Fahrrad, statt des Fahrstuhls die Treppe. Und wenn Sie über ein Stückchen Land verfügen können: Bauen Sie Ihr Gemüse selbst an, nicht nur wegen der Qualität der Lebensmittel. Gelegentliche Gartenarbeit ist eine Wohltat für Ihr Bindegewebe!

Auch auf Wärme und gute Durchblutung sollte man achten. Wärme erzeugt der Körper nicht dadurch, daß man ihn vor den Einflüssen der Witterung möglichst gut schützt, sondern durch

Kältereize. Gut sind Wechselduschen warm/kalt, die immer mit kaltem Wasser beendet werden sollten.

Basisöl

Als Basisöl ist bei einer Cellulite-Massage im Grunde jedes Öl geeignet, das nicht allzu fett ist und das schnell von der Haut aufgenommen wird. Dazu zählen Jojoba-, Sonnenblumen-, Haselnuß- und Aprikosenkernöl. Zu empfehlen ist die Verwendung von Traubenkernöl, da dieses Öl leicht hautstraffend wirkt.

Essenzen

Angelikawurzel	Diese überaus stark wachsende Pflanze ist ein allgemeines Stärkungsmittel und verbessert den Stoffwechsel.
Fenchel	Glättet und strafft die Haut, hilft bei Fettleibigkeit und beeinflußt den weiblichen Hormonhaushalt.
Grapefruit	Wirkt hautstraffend, durchblutungsfördernd und ausschwemmend. Verbessert den Zellstoffwechsel und reguliert den Flüssigkeitshaushalt.
Orange	Fördert die Durchblutung und entstaut das Gewebe.
Rosmarin	Stimuliert den Kreislauf und verbessert die Durchblutung des Gewebes.
Wacholder	Reinigt die Zellen von giftigen Schlacken und Abfallstoffen.
Zypresse	Reguliert den weiblichen Hormonhaushalt und hilft bei allen Erschlaffungsproblemen.

Vorsicht

Krampfadern sollten nicht massiert werden. Auch bei ausgesprochen dünner Haut oder bei Hauterkrankungen wird nicht massiert. Gegebenenfalls kann jedoch eine fachmännisch ausgeübte manuelle Lymphdrainage Erleichterung bringen. Eine Cellulite-Massage darf ein wenig schmerzen, doch sollte sich der Schmerz noch im angenehmen Bereich bewegen. Unangenehm empfundener Schmerz führt zu Verspannungen und ist dadurch kontraproduktiv.

Lagerung

Die Cellulite-Massage läßt sich am besten auf einer Massageliege durchführen. Zunächst liegt man auf dem Bauch, wobei man nach Bedarf eine Fußrolle benutzen kann. Anschließend dreht man sich auf den Rücken und schiebt die Rolle unter die Kniekehlen.

Cellulite-Massage

Dauer: ca. 30 Minuten

Die nachfolgend beschriebene Abfolge der Griffe wird zunächst an den Waden durchgeführt, sofern sie von Cellulite betroffen sind. Anschließend folgen Oberschenkel und Gesäß. Jeder Griff wird mehrfach ausgeführt. Auf den Fotos werden alle Griffe nur an der hinteren Seite des Oberschenkels gezeigt. Diese Griffe wiederholen sich in gleicher Reihenfolge an den übrigen Körperteilen.

Zunächst werden **Wade, Oberschenkel und Gesäß** leicht eingeölt.
Bei dieser Massage ist es wichtig, nur wenig Öl zu nehmen, damit die Haut gut griffig bleibt.

Fingerknetung: Zwischen Daumen und übrigen Fingern das Gewebe kräftig kneten (also nicht wie bei anderen Massagen den Muskel kneten, sondern nur das Gewebe fassen). Zwischen den beiden Händen sollte eine wurstartige Windung gut zu sehen sein. Von der Kniekehle bis zur Gesäßfalte in mehreren Bahnen kneten.

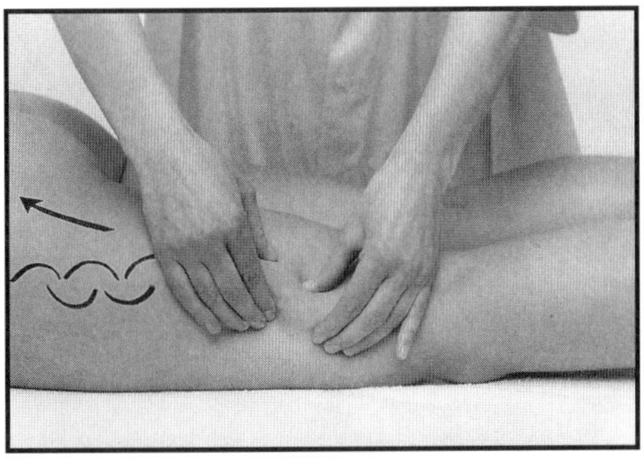

Riß: Dieser Griff besteht aus zwei Bewegungen.

Erstens: Mit dem Handballen am Oberschenkel von unten nach oben fahren, dabei ausreichend Druck geben.

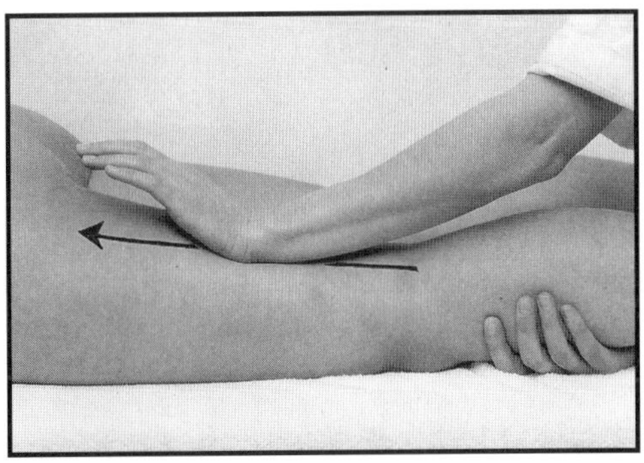

Zweitens: Mit den Fingerbeeren im Gewebe einhaken und schnell von oben nach unten ziehen.
Wenn dieser Griff als unangenehm empfunden wird, nicht mehr als dreimal ausführen. Ansonsten kann diese Abfolge mehrfach durchgeführt werden.

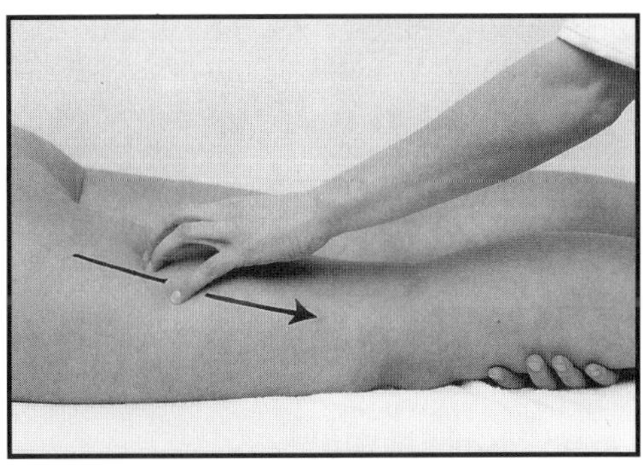

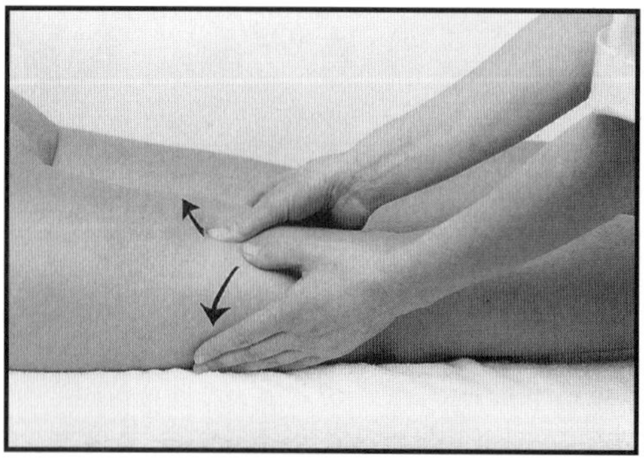

Entwässerungsgriff: Beide Daumen abwechslungsweise in das Gewebe drücken und zu den Zeigefingern ziehen. Eventuell verspürt man dabei unter den Daumen kleine, harte Knötchen. Diese wohltuende Technik ausgiebig in vielen Bahnen ausführen.

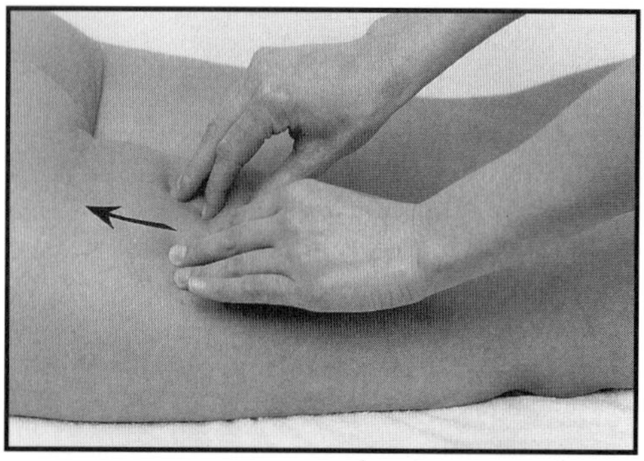

Gewebsrollen: Zwischen Daumen und restlichen Fingern ein Würstchen bilden, dabei mit den Daumen stoßen und mit den Fingern in kleinen Schrittchen laufen. Finger und Daumen möglichst nahe beieinander halten, aber immer so, daß ein Röllchen bestehen bleibt, welches das Gewebe vom Muskel abhebt. Jede Bahn sehr intensiv in Richtung Gesäß behandeln.

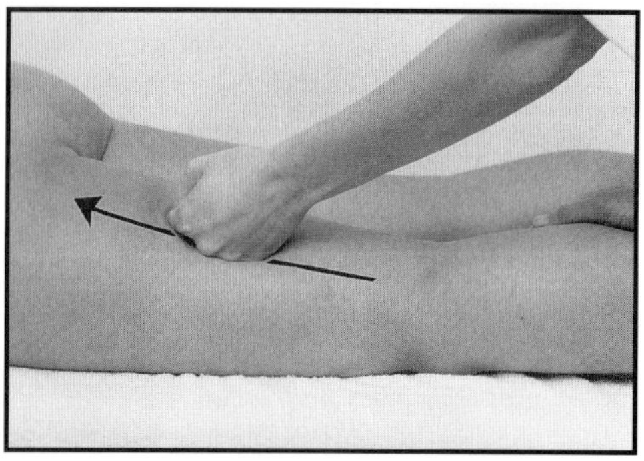

Unechter Knöchelgriff: Mit geballter, querliegender Faust auf den Fingerflächen zum Rumpf hin stoßen. Dabei gut Druck geben und Faustbreite um Faustbreite vorgehen.

Tip: Den Oberarm ganz an den Körper pressen, dadurch wird das ganze Körpergewicht direkt über den Ellenbogen in die Faust geleitet. So läßt sich viel Kraft sparen.

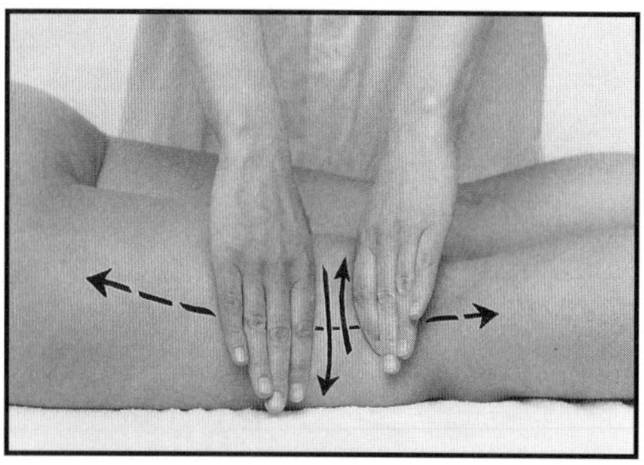

Nesselgriff: Mit Zeigefinger- und Daumenkante quer zum Oberschenkel streichen, dabei zeichnen die Hände eine Gegenbewegung. Oft zeigen sich bei diesem Griff zwischen den Händen viele Fältchen. Einige Male den ganzen Oberschenkel in beide Richtungen massieren.

Für den Massierten kann sich dieser Griff fast so anfühlen, als würde er von einer Brennessel gestochen.

Abschlußstrich: Von der Kniekehle ausgehend zum Gesäß hin den ganzen Oberschenkel mit dem V-Griff streichen.
Das Gewebe wird mit diesen Streichungen zum Abschluß beruhigt.

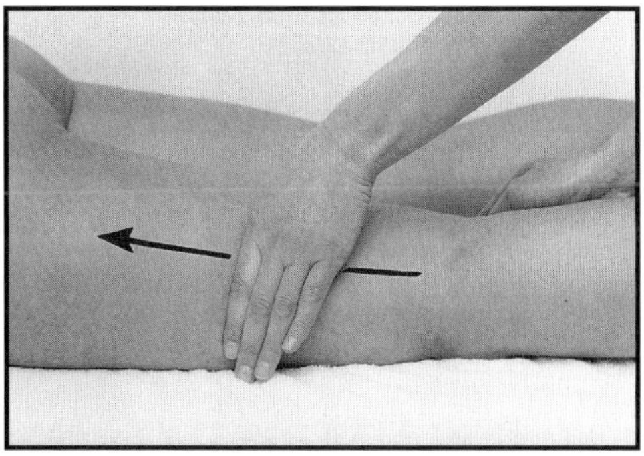

Nun wird die ganze Rückseite der Beine mit dem Aromaöl noch einmal gut eingeölt.

Die auf dem Massagebett liegende Person dreht sich nun auf den Rücken. Die Vorderseite der Oberschenkel wird nun abschließend in der beschriebenen Weise behandelt.

WIRBELSÄULEN-MASSAGE

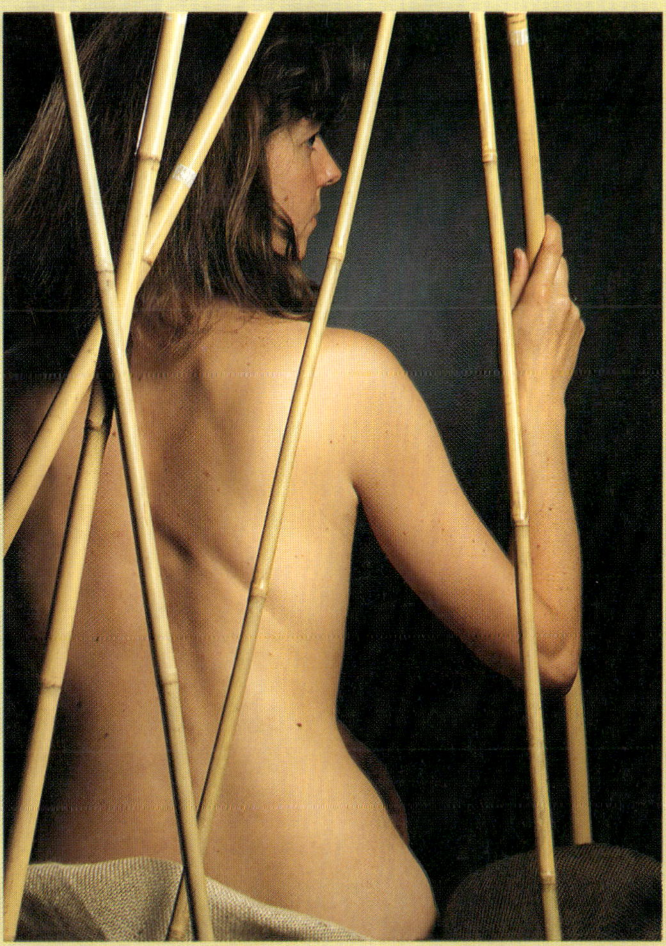

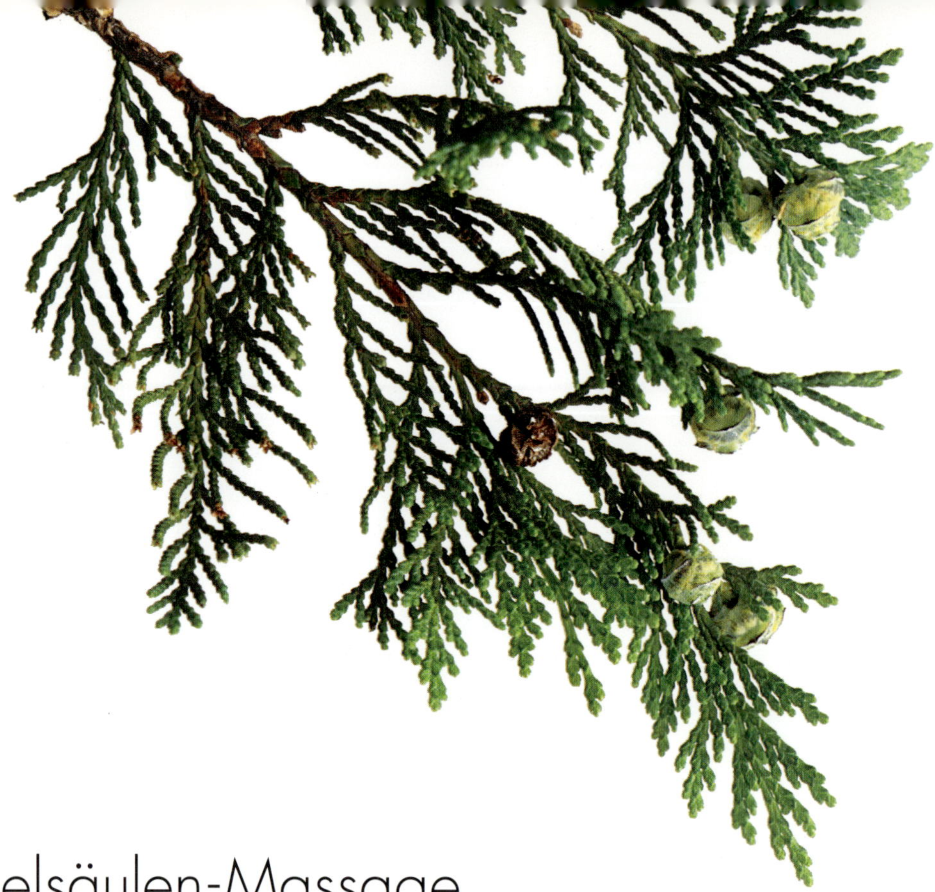

Wirbelsäulen-Massage

Die Eigenschaften der Wirbelsäule können sehr gut mit denen der Bambuspflanze verglichen werden. Bambus ist eine Pflanze mit einem beweglichen und biegsamen Stamm, der praktisch von keinem Sturm gebrochen werden kann. Und trotz aller Flexibilität ist er doch so kräftig und stark, daß damit Häuser gebaut werden können. So stabil und beweglich zugleich sollte unsere Wirbelsäule sein. Der Muskel, der auf beiden Seiten der Wirbelsäule entlang verläuft, trägt den Namen "langer Rückenstrecker". Dieser Muskel muß sich von der Wirbelsäule gut lösen lassen und überall gleich kräftig trainiert sein. Leider ist dieser ideale Zustand nur bei den wenigsten Menschen anzutreffen. Erstaunlich viele klagen über Rückenschmerzen, die Haltung ist schlecht, die Muskulatur verspannt und zu schwach.

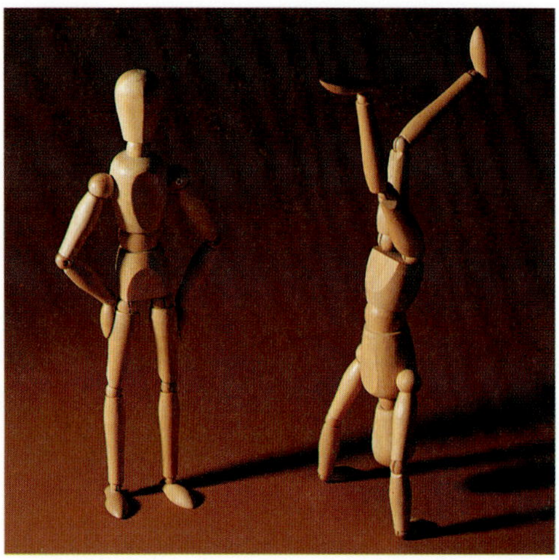

Bei der Wirbelsäulen-Massage wird in erster Linie der lange Rückenstreckermuskel entspannt und gelöst und die Wirbelsäule gelockert und bewegt. Wenn eine falsche Haltung schon sehr lange besteht, dann braucht es viel Zeit, bis sich die Muskulatur umgewöhnt hat. Aber mit ausreichender Geduld wird man sie dort stärken können, wo sie zu schwach ist, und wird sie an den Stellen lockern können, wo sie angespannt ist. Selbst eine leicht verschobene Wirbelsäule kann so – mit viel Fingerspitzengefühl – langsam wieder in die richtige Lage gebracht werden.

Etwa jeder zweite Mensch in unserer Zivilisation hat Probleme mit dem Rücken. Die Last, die wir durchs Leben zu tragen haben, hat viel zu tun mit dem Zustand unseres Rückens. Rückenschmerzen deuten häufig auf Überlastung hin, wobei das Zuviel meist eher seelischer als körperlicher Natur ist.

Der Rücken kann auch ein Spiegel des Zustandes unserer inneren Energien sein, denn jedem Organ ist hier eine Zone zugeordnet. Auf dem Rücken verläuft der längste Meridian, der Blasen-Meridian. Er beginnt am inneren Augenwinkel und endet außen am kleinen Zeh. Auf dem Rücken teilt er sich jeweils in zwei parallele Bahnen (siehe Foto Seite 53). Auf dem inneren Ast, also in unmittelbarer Nähe der Wirbelsäule, liegen die sogenannten Zustimmungspunkte. Diese Punkte stellen die Verbindung zu allen anderen Meridianen her, was bedeutet, daß von hier aus alle inneren Organe erreicht werden können. Schmerzende Punkte können also auf eine Störung von bestimmten Körperorganen hinweisen.

Der Rücken ist, wie wir gesehen haben, eine sehr wichtige Körperregion beim Massieren. Mit einer Wirbelsäulen-Massage nehmen wir auf das gesamte Körpergeschehen Einfluß – wir können entspannen, lockern und Energien ausgleichen.

Anwendungen

- Da zahllose Nerven von der Wirbelsäule ausgehen, kann diese Massage Nervenschmerzen lindern.
- Verspannte Muskulatur am Rücken, die bis zum Hartspann gehen kann, wird gelockert und entspannt. In erster Linie betrifft dies den langen Rückenstrecker.
- Sind Wirbel verschoben oder ist die ganze Wirbelsäule krumm, so bedeutet das auch immer, daß Energien gestaut sind. Die Massage bringt in solchen Fällen die Energie wieder zum Fließen.
- Funktionelle Störungen innerer Organe werden positiv beeinflußt.
- Haltungsfehler können zum Teil korrigiert werden.
- Bei Mangel an Stabilität und Sicherheit.
- Allgemeine Rückenschmerzen, besonders solche, die morgens auftreten, sind mit dieser Massage gut zu behandeln.

Tip

Bauchtanz ist ein bewährtes Mittel, um die Beweglichkeit der Wirbelsäule zu trainieren, die Muskulatur auf sanfte Weise zu stärken und den Energiefluß zu fördern. Es ist zudem eine freudvolle Therapie, die Körper und Seele in gleicher Weise beschwingt.

Basisöl
Dünnflüssige Öle, wie Mandel- und Sonnenblumenöl, sind gut geeignet. Sie sind besonders gleitfähig, ziehen nicht sofort in die Haut ein und man kann dadurch länger massieren.

Essenzen
Für eine Wirbelsäulen-Massage können alle ätherischen Öle benutzt werden, die im Kapitel "Yang-Massage" aufgeführt sind. Zusätzlich können empfohlen werden:

Cajeput	Hilft bei Nervenschmerzen und Neuralgien. Oft gehen solche Beschwerden vom Rückgrat aus.
Guajakholz	Gibt viel Energie und durchwärmt den ganzen Körper. Gut bei Rückenschmerzen.
Majoran	Entspannt die Muskulatur und wirkt dadurch schmerzlindernd.
Schafgarbe	Hilft bei Verspannungen und Verhärtungen im unteren Teil der Wirbelsäule und im Beckenbereich
Zypresse	Kräftigt das Bindegewebe und gibt inneren Halt. Die Zypresse steht in besonders enger Beziehung zum Achsenprinzip und damit auch zur Wirbelsäule.

Vorsicht
Bei Rückenschmerzen ist mit der Massage sehr langsam und vorsichtig zu beginnen. Die Bearbeitung des Rückens muß unbedingt als wohltuend empfunden werden, da sich sonst die Verspannungen sogar noch verschlimmern können. Falls die Schmerzen sehr stark sind, kann es sinnvoll sein, auf die Massage am Rücken zu verzichten und stattdessen Gesäß und Beine oder unter Umständen auch den Bauch zu behandeln. Wenn der Verdacht besteht, daß die Schmerzen auf einen Bandscheibenvorfall zurückzuführen sind, sollte auf eine Massage ganz verzichtet werden.

Lagerung
In Bauchlage auf einer Massageliege. Der Kopfteil der Liege sollte ein Loch haben, in das der Kopf gelegt werden kann. So bildet die Wirbelsäule eine flache Linie, was für die Entspannung wichtig ist. Wenn man eine Rolle unter die Fußgelenke schiebt, wird der untere Rücken entlastet. Man kann auch am Boden arbeiten. Das hat aber den Vorteil, daß der Masseur/die Masseurin mit ihrem ganzen Körpergewicht arbeiten kann.

Wirbelsäulen-Massage

Dauer: ca. 30 Minuten

Nacken und Rücken einölen. Zu Beginn der Massage steht man am Kopfende des zu Massierenden.

Nacken/Schulter: Den Trapezius-Muskel mit allen Fingern kräftig und ausgiebig massieren.

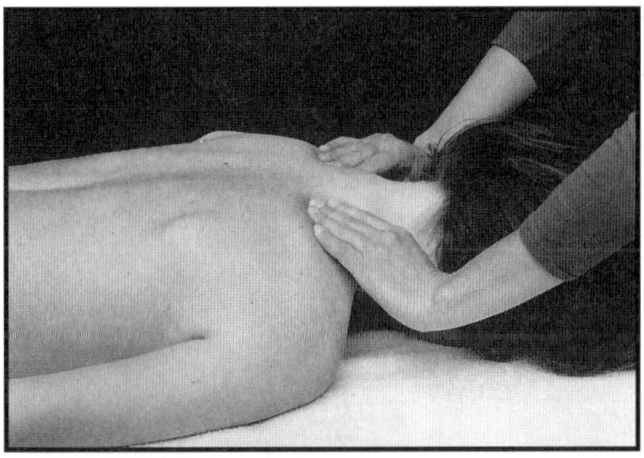

Hals: Mit den Fingerkuppen zirkeln und dadurch alle Muskeln am Hals etwas lockern.

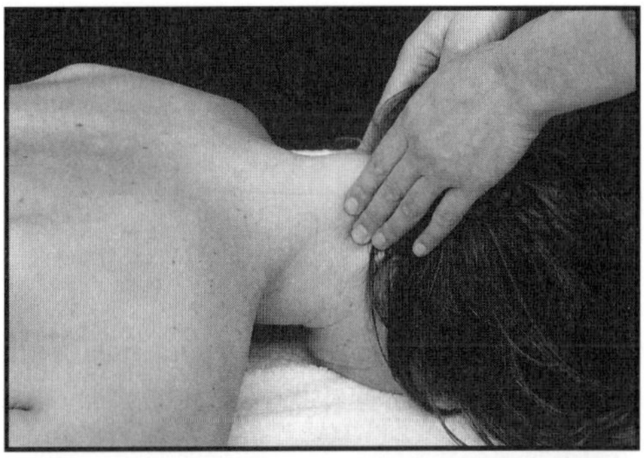

Hals/Nacken: Auf beiden Seiten des Halses mit den Handballen hochfahren, dann der Nackenkurve folgen und zur Schulter streichen.
Wird meistens als sehr angenehm empfunden.

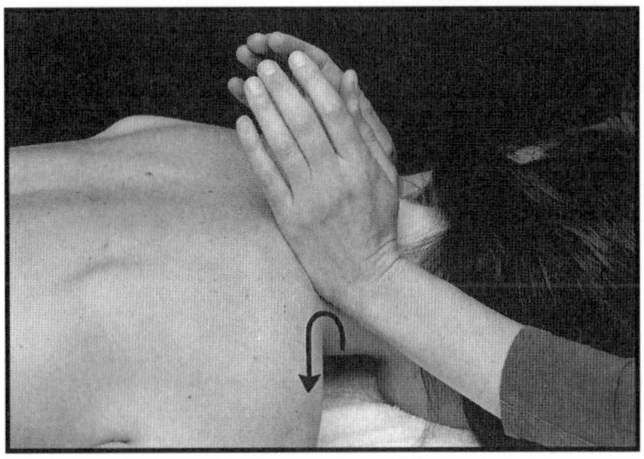

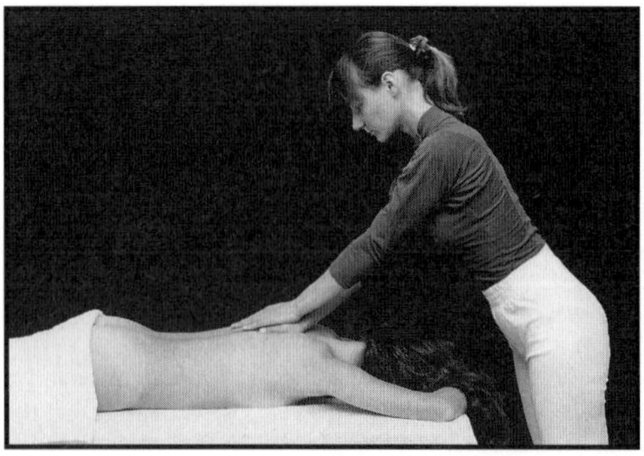

Wirbelsäule: Vom Nacken mit beschwerter, flacher Hand über die ganze Wirbelsäule fahren. Am wenigsten anstrengend ist es, wenn mit dem eigenen Körpergewicht Druck gegeben wird. Die Wirbelkörper befinden sich dabei zwischen den Daumen- und Fingerballen. Wenn man am Kreuzbein angekommen ist, werden wippende Bewegungen (mit Druck in Richtung Füße) gemacht. Man kann sich dabei vorstellen, den Rücken länger machen zu wollen.

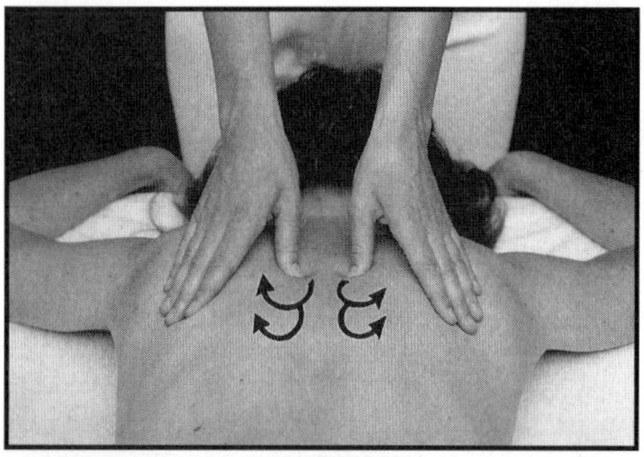

Langer Rückenstrecker: Daumenzirkelung von oben nach unten. Dabei Druck geben in Richtung Po und von der Wirbelsäule weg. Durch die Zirkelung versucht man, den Rückenstrecker ein wenig von der Wirbelsäule zu lösen.
Diese Bahn folgt dem Verlauf des inneren Astes des Blasen-Meridians. Dieser Ast liegt im Grübchen neben der Wirbelsäule.

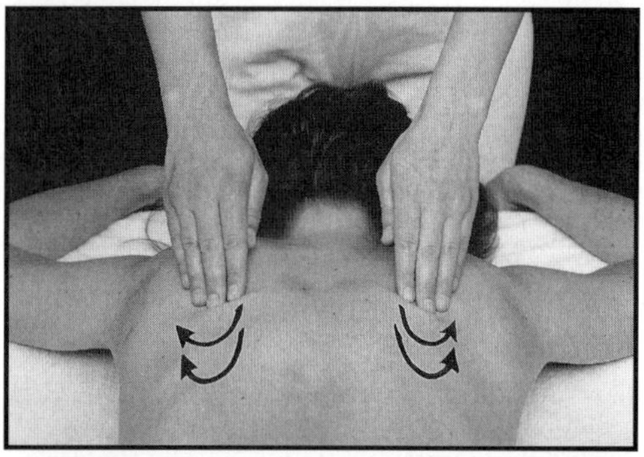

Langer Rückenstrecker: Fingerzirkelung von oben nach unten. Jetzt direkt auf dem Muskel.
Hier verläuft der äußere Ast des Blasen-Meridians.

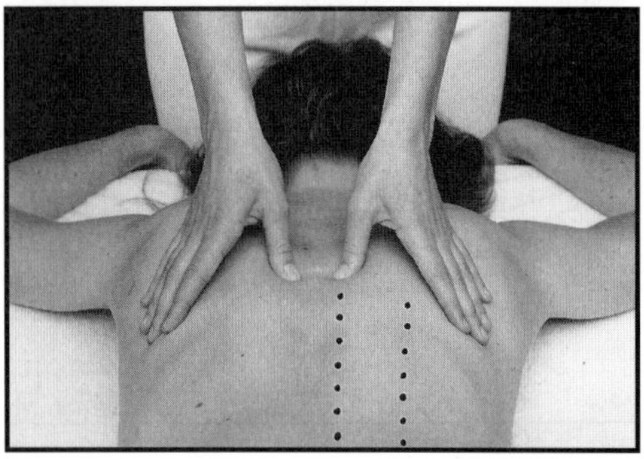

Zwischenwirbelräume: Nun werden die Dellen zwischen den Wirbeln bearbeitet. Mit den Daumen wird Punkt um Punkt gedrückt, und zwar wird jeweils beim Ausatmen Druck ausgeübt und beim Einatmen wandern die Daumen zum nächsten Punkt. Das Drücken geschieht mit dem Körpergewicht – Kraftanwendung ist nicht erforderlich.
Dabei drückt man die Punkte des inneren Blasen-Meridians, anschließend in einer zweiten Reihe diejenigen des äußeren Astes.

Knöchelgriff: Mit geballten Fäusten langsam auf dem Rückenstrecker bis über das Kreuzbein fahren. Dabei wird mit dem ganzen Körpergewicht gearbeitet. Auf der Seite fährt man leicht, ohne Druck, zum Ausgangspunkt zurück.

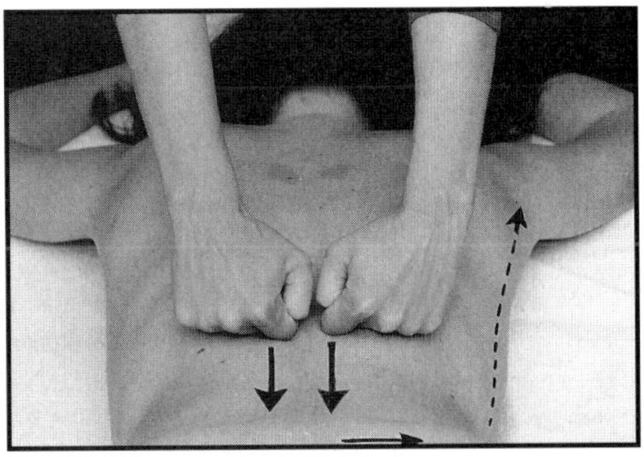

Der nun folgende restliche Teil der Massage wird von der Seite stehend ausgeführt.

Langer Rückenstrecker: Mit querliegenden Fingerkuppen versucht man, den Muskel rechts und links der Wirbelsäule wegzudrücken. Dadurch wird der Rückenstrecker gelockert und von der Wirbelsäule gelöst.

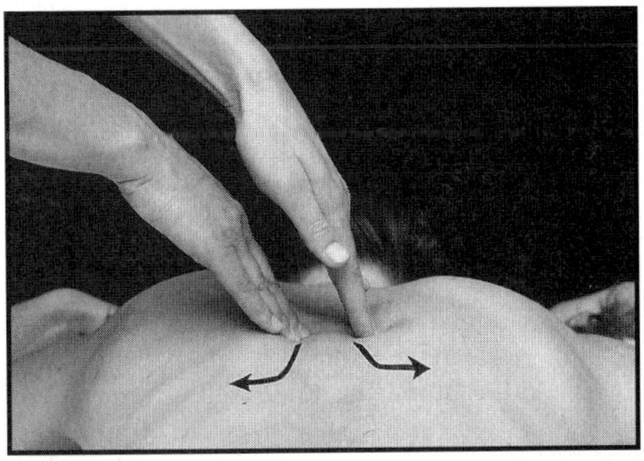

Wirbelsäule: Mit den Fingern hält man die Wirbelkörper fest und schaukelt den Körper hin und her. Die Hände fahren dabei schaukelnd entlang der Wirbelsäule. Das Schaukeln sollte eine Art Schlangenbewegung des Körpers auslösen, die auch das Becken miterfaßt.

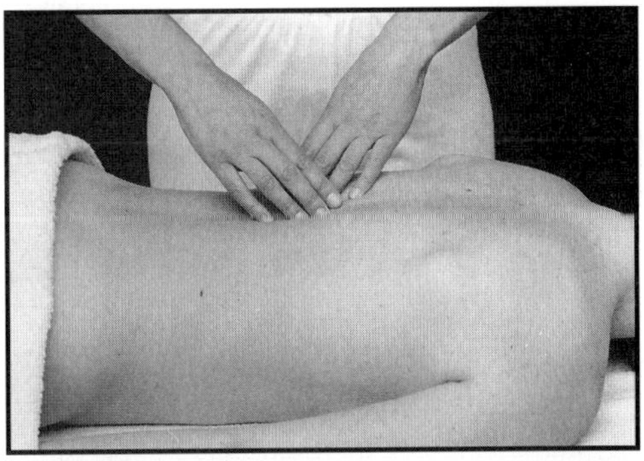

Wirbelsäule: Mit überkreuzten Händen wird ein Dehngriff ausgeführt, wodurch die Wirbelsäule gestreckt wird.

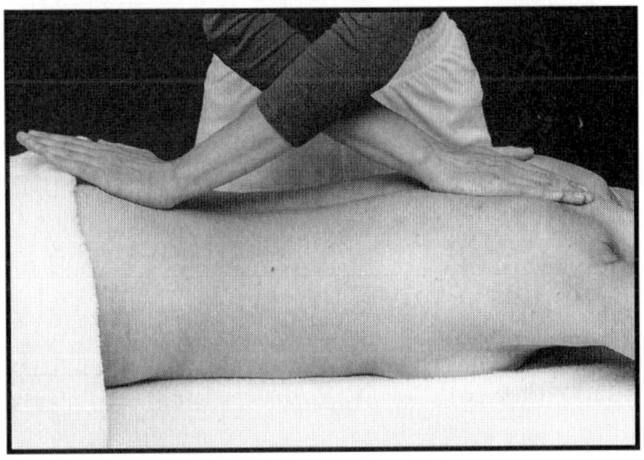

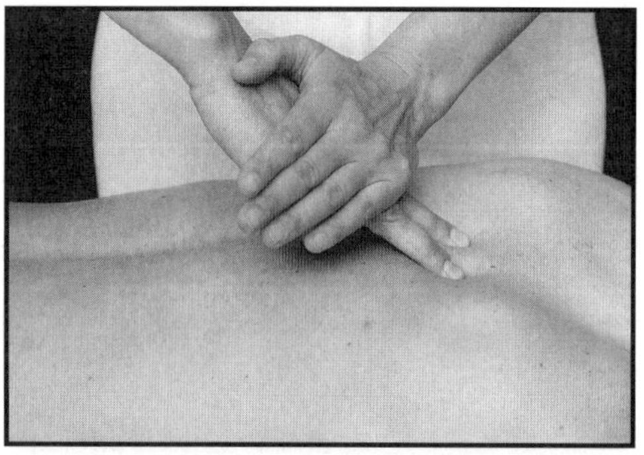

Rückenstrich: Mit Zeige- und Mittelfinger einer Hand fährt man rechts und links der Wirbelsäule langsam bis zum Kreuzbein. Dabei gut Druck geben. Die andere Hand dient zum Beschweren.

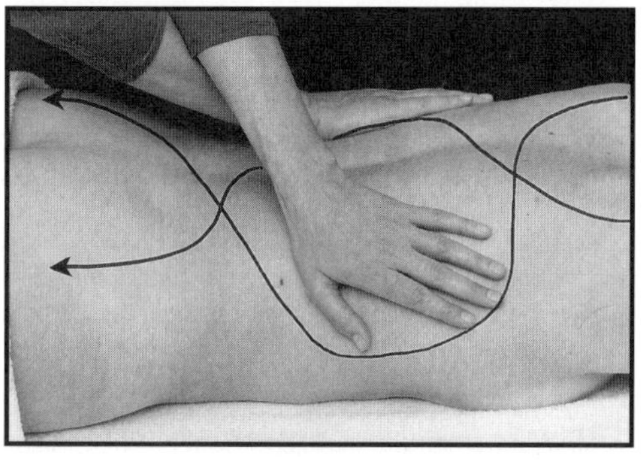

Ausstreichung: Die Hände werden an der Schulter angesetzt, überkeuzen sich zweimal auf dem Rücken und fahren dann über die Beine bis zu den Füßen.

Die Ausstreichung kann auch über dem zugedeckten Körper ausgeführt werden.

SPORT-MASSAGE

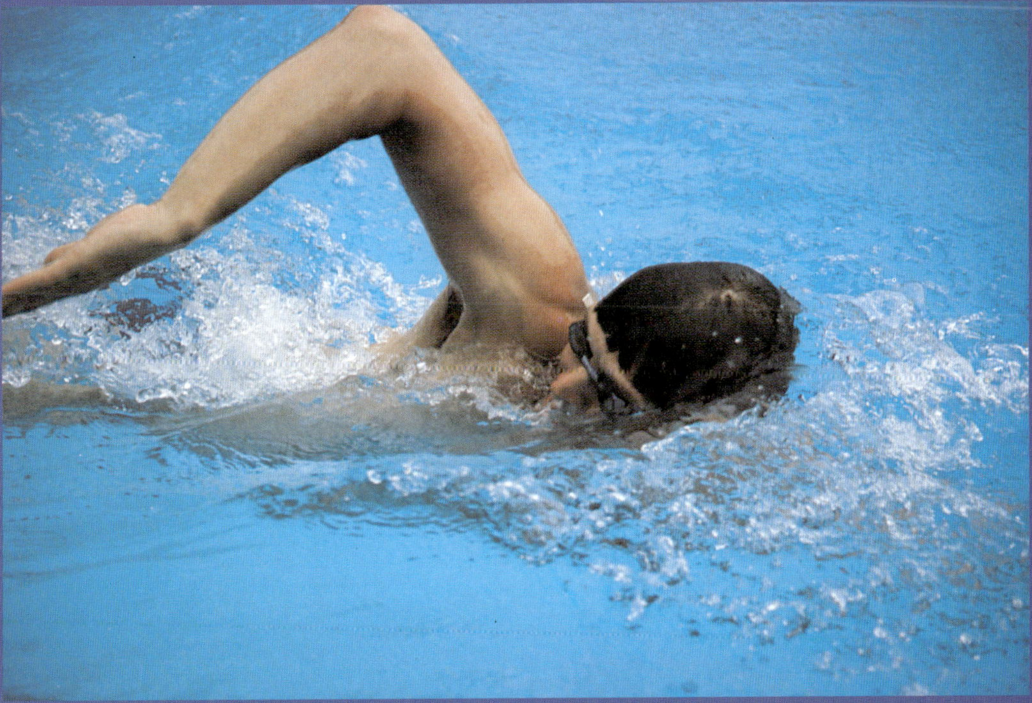

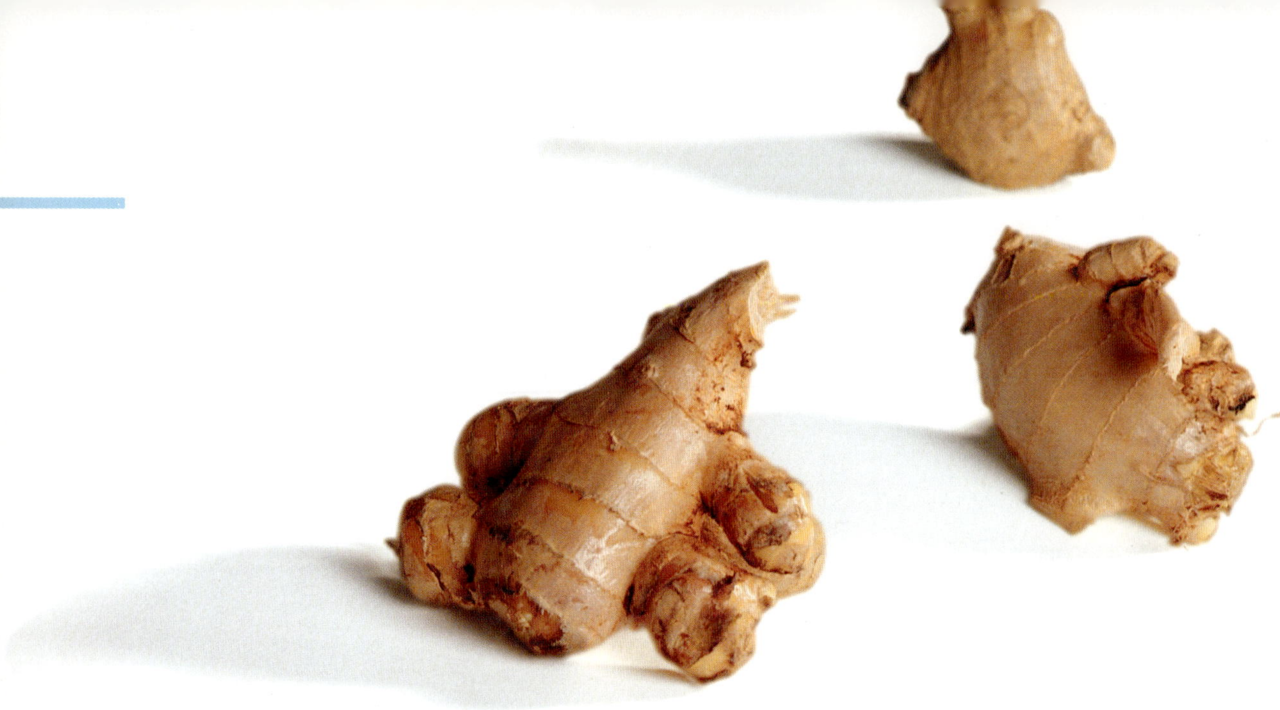

Sport-Massage

Unter einer Sport-Massage versteht man üblicherweise das Massieren von Leistungs- oder gar Spitzensportlern. Ein Spitzensportler kennt die Wohltat einer Massage und wird nur ungern darauf verzichten. Normalerweise wird er einen erfahrenen Masseur zur Seite haben, der über genügend Schnelligkeit, Kraft und Kondition verfügt.

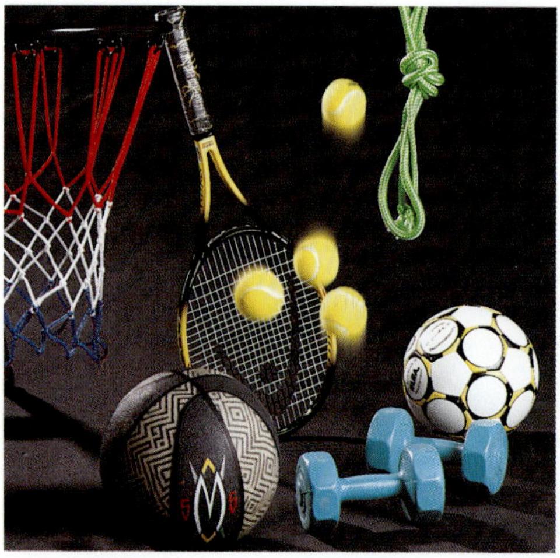

Die hier beschriebene Massage kann all denen empfohlen werden, die aus reiner Freude an der Bewegung Sport treiben.

Eine Sportmassage kann durchaus eine Ganzkörpermassage sein. In den meisten Fällen wird man sich aber damit begnügen, nur die durch die jeweilige Sportart besonders beanspruchten Körperteile zu bearbeiten. Meistens sind das die Beine, recht häufig aber auch der Rücken. In diesem Kapitel wird auf diese beiden Teilmassagen eingegangen.

Wir unterscheiden zwischen zwei verschiedenen Massagearten:
- Die Massage vor dem Training oder Wettkampf ergänzt das unerläßliche Dehnen und Aufwärmen.
- Die Massage nach der sportlichen Betätigung soll den erschöpften Sportler regenerieren und die Muskelspannung normalisieren. Die Säuren und Schlackenstoffe, die sich in den Muskeln angesammelt haben, werden abtransportiert. Kurz, das Stoffwechselgleichgewicht wird wiederhergestellt.

Anwendungen

Eine Sportmassage

- wärmt und lockert die Muskulatur
- löst Verspannungen und lindert Krämpfe
- stärkt die Muskelkraft
- steigert die Kondition
- verbessert die Durchblutung von Haut und Muskulatur
- aktiviert die inneren Organe

Die Massage wirkt vorbeugend gegen Muskelkater oder hilft bei Muskelkater, die Schmerzen schneller zu überwinden. Sie stellt das hormonelle Gleichgewicht her und hat damit auch Einfluß auf das allgemeine Befinden.

Vor dem Wettkampf vermittelt die Massage Mut und Selbstvertrauen, anschließend Ruhe, Entspannung und – was für den Verlierer besonders wichtig ist – Trost.

Tip

Ein erhitzter Sportler sollte darauf achten, sich nur langsam abzukühlen. In diesem Zusammenhang ist nach Beendigung des Trainings ein warmes Vollbad zu empfehlen. Ein Bad ist gleichzeitig eine gute Vorbereitung auf die nachfolgende Massage. Der Wasserdruck, die Wärme des Wassers und die Veränderung der Schwerkraft setzen wichtige Prozesse in Gang. Bewegungen im Wasser unterstützen diese Prozesse.

Basisöl

Ideal für eine Sportmassage sind Öle mit wärmenden, aber auch wundheilenden Eigenschaften. Dazu zählen Oliven-, Sesam- und Weizenkeimöl.

Essenzen

Ingwer	Wirkt wärmend und schmerzstillend.
Lavendel	Gute Wirkung bei der Behandlung von Wunden, Blutergüssen, Muskel- und Gelenkschmerzen. Speziell der Spiklavendel (Lavandula spica) hat sich zur Sportvorbereitung bewährt.
Lorbeer	Bei Verstauchungen, Verrenkungen und Zerrungen. Wärmt und unterstützt bei Mutlosigkeit und Mangel an Selbstvertrauen.
Majoran	Baut nervöse Spannungen ab und beruhigt verspannte Muskeln. Vorzüglich bei Muskelkater, Muskelschmerzen, Verstauchungen und Verkrampfungen.

Pfeffer	Vermittelt Kraft und Vitalität vor dem Sport, wirkt schmerzstillend und entgiftend danach.
Pfefferminze	Wirkt anregend, belebend und aufmunternd, gleichzeitig aber auch entspannend. Schmerzstillend bei Muskel- und Gelenkschmerzen.
Rosmarin	Starke Wirkung auf Muskeln und Kreislauf, speziell bei Kreislaufschwäche und Erschöpfungszuständen. Hauptsächlich vor dem Wettkampf zu empfehlen.
Wacholder	Baut angesammelte Schlackenstoffe in den Muskeln ab, entgiftet und reinigt.

Vorsicht

Verletzte Körperstellen nicht massieren. Nur von der Wunde ausgehend vorsichtig und leicht herzwärts zu den Lymphknoten hin streichen – dies darf aber auf keinen Fall schmerzhaft sein. So kann ein Flüssigkeitsstau vermieden und der Heilungsprozeß gefördert werden. Besonders gut ist in einem solchen Fall die richtig ausgeführte manuelle Lymphdrainage.

Lagerung

Flache Lagerung auf einer Massageliege. Bei Rückenlage kann ein Kissen unter dem Kopf wichtig sein. Eine Knierolle braucht es dagegen nicht. In der Bauchlage läßt man die Füße über die Liege hängen.

Sport-Massage

Dauer: ca. 15 – 20 Minuten

Man beginnt mit der Beinmassage in Rückenlage.

Ganzes Bein: Zunächst wird ein Bein eingeölt, indem mit Druck beinaufwärts gestrichen und...

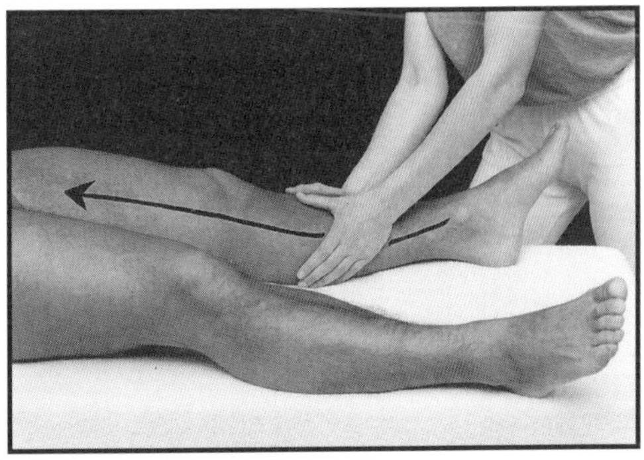

...beim Zurückfahren mit gegenseitigem Schaukeln der ganzen Handflächen die Muskeln gelockert werden.

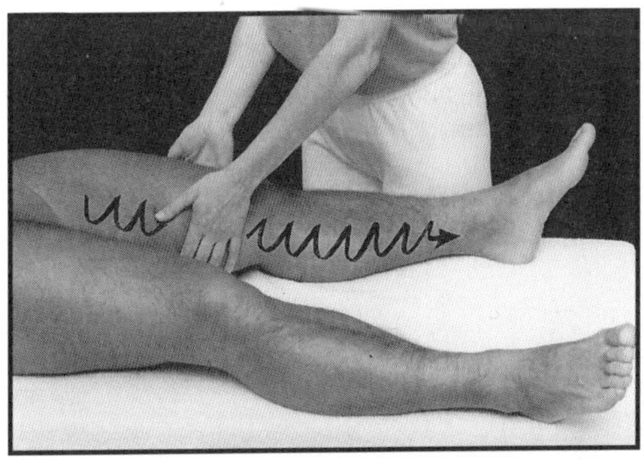

Oberschenkel:

Handknetung innen, oben und außen. Die Knetung wird in drei Bahnen hin und zurück ausgeführt.

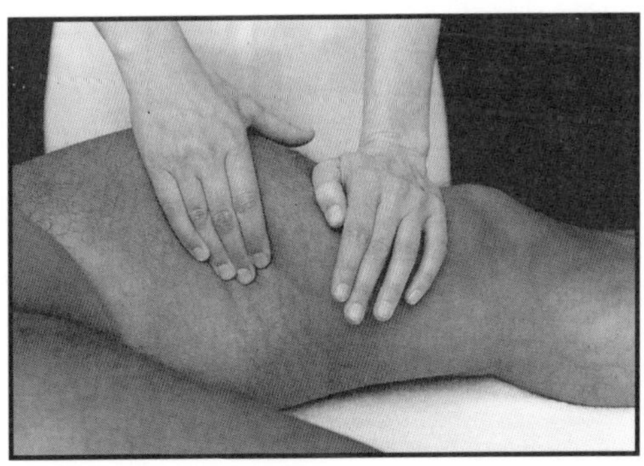

Preßgriff: Mit den Handballen die Muskeln kräftig von den Seiten her zusammendrücken.

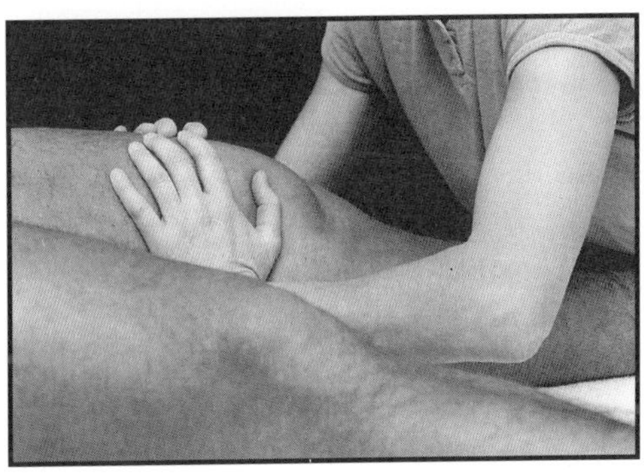

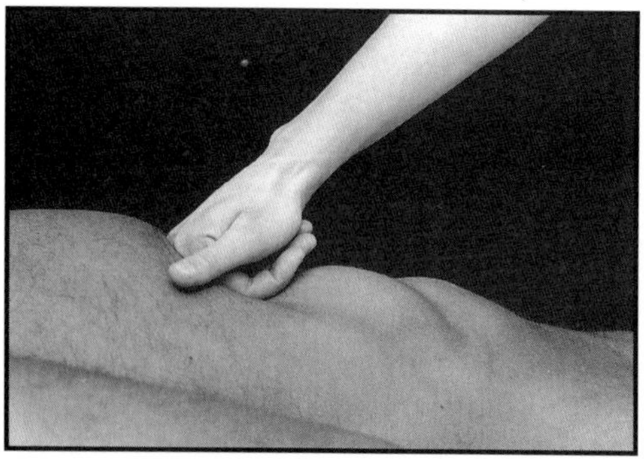

Knöchelgriff: Mit den Handknöcheln kräftig herzwärts streichen. Mehrere Bahnen über den ganzen Oberschenkel verteilt.

Perkussion: Mit zusammengelegten Händen und gespreizten Fingern den Oberschenkel locker schlagen.

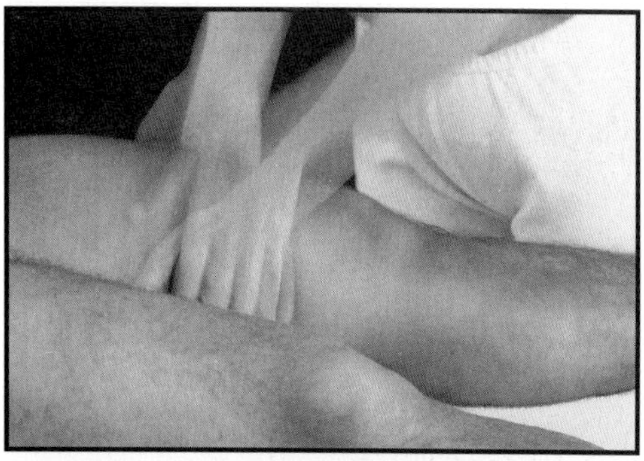

Lockern: Ganzen Oberschenkel durch schnelles Schaukeln (Schwabbeln) mit den Handflächen lockern.

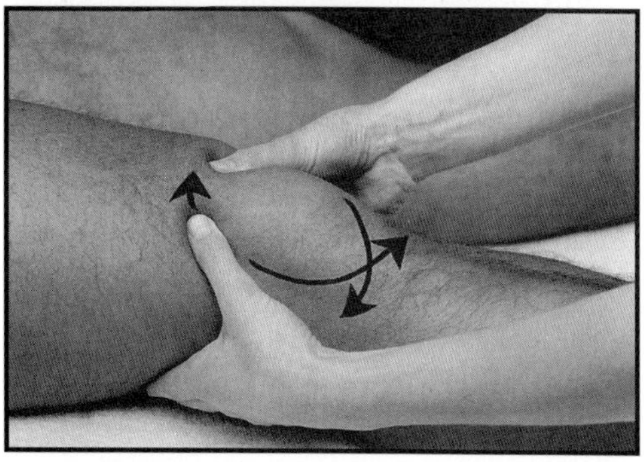

Knie: Mit den Daumen umfährt man die Kniescheibe in beiden Richtungen. Dabei überkreuzen sich die Daumen oben und unten jeweils leicht.

Unterschenkel

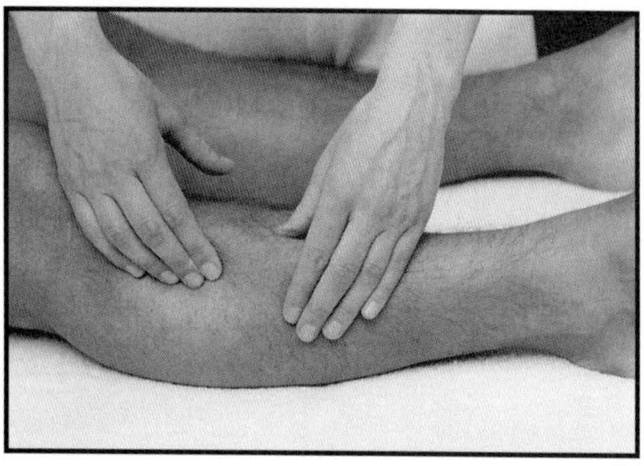

Fingerknetung: Der Muskel wird hier nur mit den Fingern (statt mit der ganzen Hand) geknetet. In zwei Bahnen hin und zurück. Anschließend wird mit dem Knöchelgriff diese Muskelgruppe weiter bearbeitet.

Fuß: Um die Knöchel herum in beide Richtungen fahren und bei der Achillessehne mit den Fingern hochstreichen. Anschließend den Fuß in beide Richtungen dehnen (strecken und beugen).

Schlußstreichung: Mit wenig Druck wird das ganze Bein mit etwas zusätzlichem Öl von unten nach oben gestrichen und beim Zurückfahren – wie zu Beginn – geschaukelt.

Dehnung: Mit der Schulter am Knie wird das ganze angewinkelte Bein gegen den Rumpf gedrückt. Mit einer Hand wird dabei der Fuß gestreckt; der andere Arm verstärkt die Dehnung, indem man ihn in die Kniekehle legt.

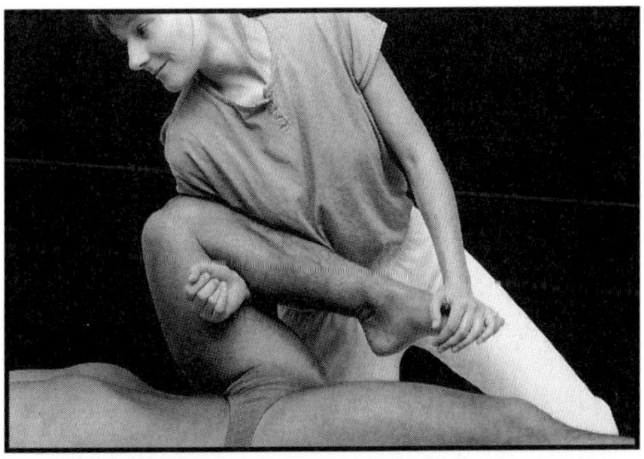

Lockerung: Das Bein wird leicht gezogen und dabei geschüttelt.

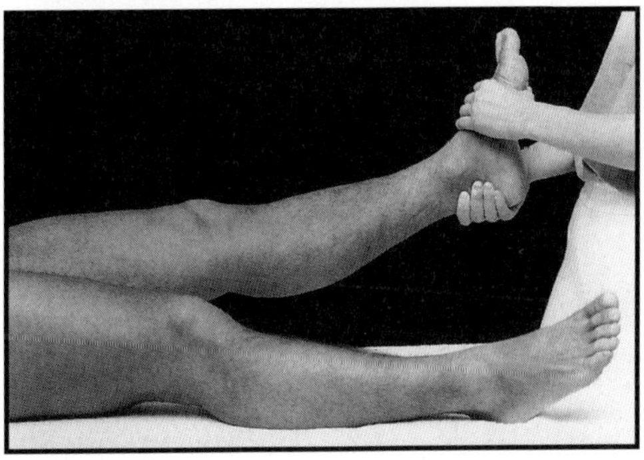

Das zweite Bein wird nun in gleicher Weise wie das erste behandelt.

Anschließend dreht sich der Sportler auf der Liege und nimmt die Bauchlage ein. Wiederum wird das ganze Bein von unten nach oben in der beschriebenen Weise eingeölt.

Oberschenkel

Gleiches Vorgehen wie beim Oberschenkel in Rückenlage: Handknetung, Preßgriff, Knöchelgriff, Perkussion und Lockern.

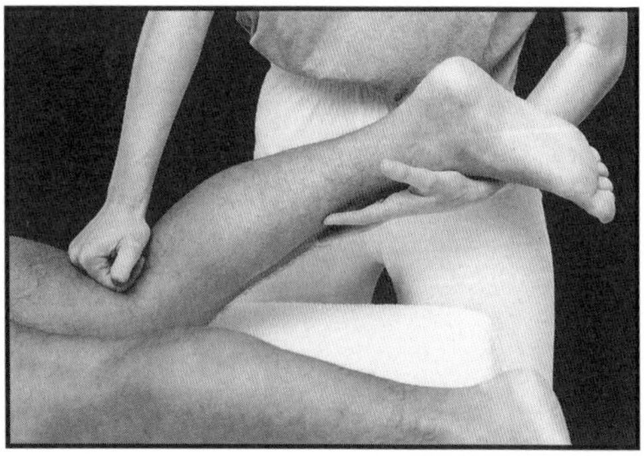

Kniekehle: Den Unterschenkel anheben und mit dem Knöchelgriff in der Kniekehle streichen. Dabei den Druck langsam steigern.

Unterschenkel

Wiederum Handknetung in zwei Bahnen. Anschließend Preßgriff, Knöchelgriff und Perkussion wie beim Oberschenkel.

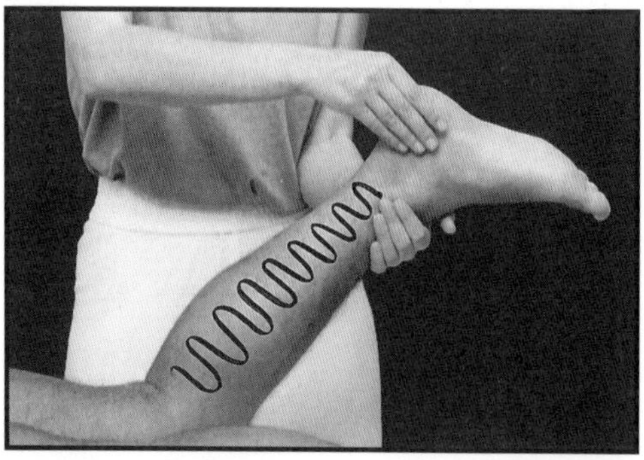

Lockern der Wade mit einer Hand, dabei auf und ab schaukeln. Nun kann man das Bein mit einer Hand an der Ferse halten und schütteln – die andere Hand hält locker das Bein. Schließlich wie zu Beginn am Bein hochstreichen und lockernd zurückfahren.

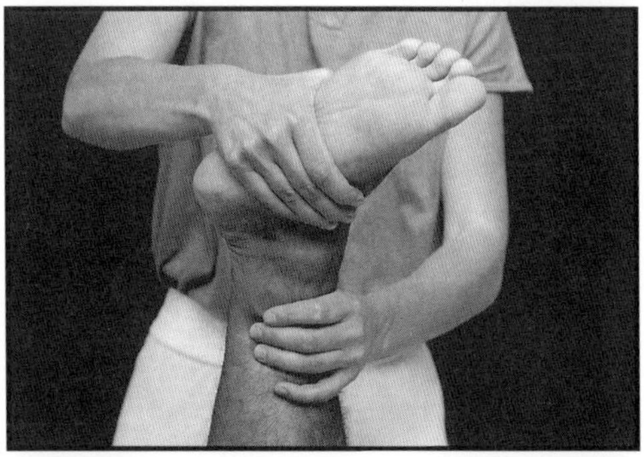

Fuß in alle Richtungen drehen – dabei den Unterschenkel gut fixieren.

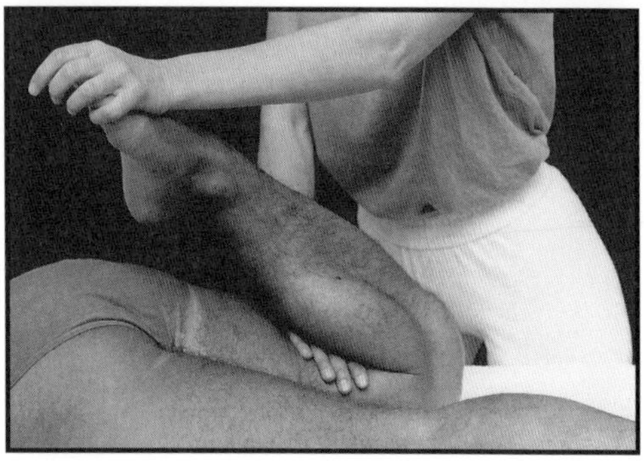

Dehnung: Fuß zum Gesäß drücken. Wenn man die Dehnung verstärken will, kann man die Hand in die Kniekehle legen.

Das zweite Bein in gleicher Weise behandeln.

Rücken: Einölen

Perkussion: Der ganze Rücken rechts und links der Wirbelsäule sowie der Schulterbereich werden mit zusammengelegten Händen und mit gespreizten Fingern locker geschlagen. Die Hände selbst müssen dabei sehr locker gehalten werden, damit der Schlag wie eine Vibration wirkt: Nach dem Schlag mit den kleinen Fingern klopfen die übrigen Finger gegeneinander, so daß es einen feinen Nachschlag gegen das Gewebe gibt.

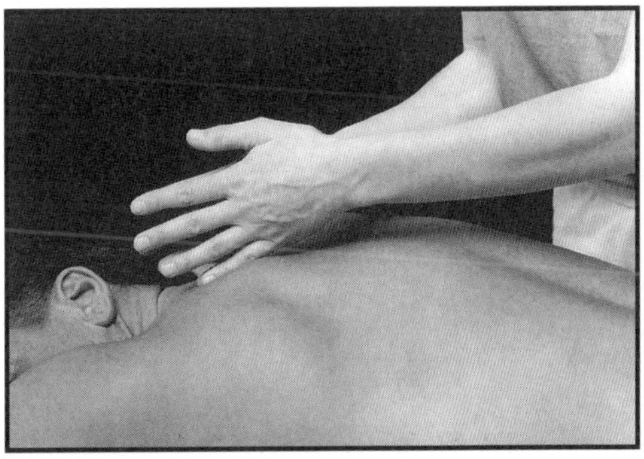

Rückenstrich: Während der Sportler sitzt, wird mit den Ellbogen vom Nacken her langsam von oben nach unten gestrichen. Die Streichung erfolgt mit dem eigenen Körpergewicht in den Grübchen rechts und links der Wirbelsäule. Im Verlaufe der Streichung beugt sich der Sportler langsam nach vorn.

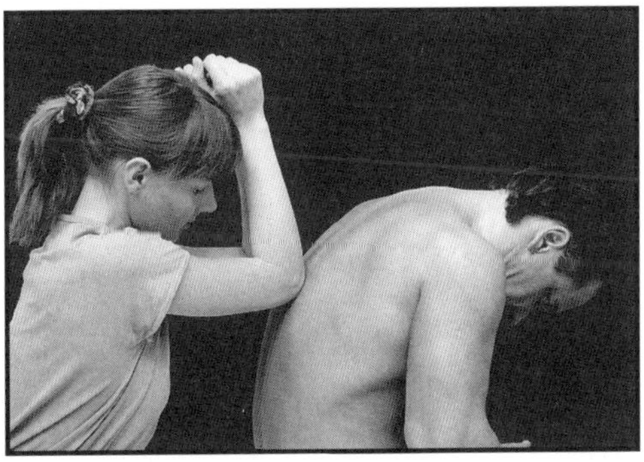

Fertig ist die Massage – und schon wartet das nächste Mitglied der Mannschaft. Wenn der Masseur/die Masseurin auf diese Weise eine ganze Sportgruppe zu bearbeiten hat, ist er/sie am Schluß ebenso gut durchtrainiert wie der Leistungssportler.

Rita Nussbaumer
geb. 1962 in Luzern,
Naturheilpraktikerin mit eigener Praxis in Brugg/AG,
Arztgehilfin und Masseurin.
Ihr Tätigkeitsgebiet umfaßt Aromatherapie, manuelle Lymphdrainage, Akupunkt-Massage und andere Massagearten.
Ihr Wunsch ist, die Freude, die sie selbst an der Massage empfindet, an andere Menschen weiterzugeben.

Theo Vogel
geb. 1934 in Chemnitz (Sachsen),
Naturheilpraktiker, Gärtner und Diplom-Gartenarchitekt, Orts- und Regionalplaner, Programmierer und Systemanalytiker.
Seit 1986 gibt er Kurse und hält öffentliche Vorträge.
1989 eröffnete er zusammen mit Rita Nussbaumer eine eigene Naturheilpraxis.
Er ist seit seiner Kindheit sehr stark mit der Natur, insbesondere mit den Pflanzen verbunden. Sein spezielles Interesse gilt den naturgemäßen ganzheitlichen Heilverfahren, in erster Linie der Bachblüten- und Aromatherapie, sowie der spirituellen Weiterentwicklung der Menschen.

Literaturverzeichnis

Fischer-Rizzi, Susanne: Aroma-Massage - Gesundheit und Wohlgefühl für Körper und Seele, München 1993

Leboyer, Frédérick: Sanfte Hände - Die traditionelle Kunst der indischen Baby-Massage, München 1993

Möller, Michael Lukas: Die Wahrheit beginnt zu zweit, Reinbek 1992

Lidell, Lucinda u.a.: Massage - Anleitung zu östlichen und westlichen Techniken, München 1992

Vogel, Theo / Nussbaumer, Rita: Die Duftfibel - Das ABC der ätherischen Öle, Küttigen/CH 1994

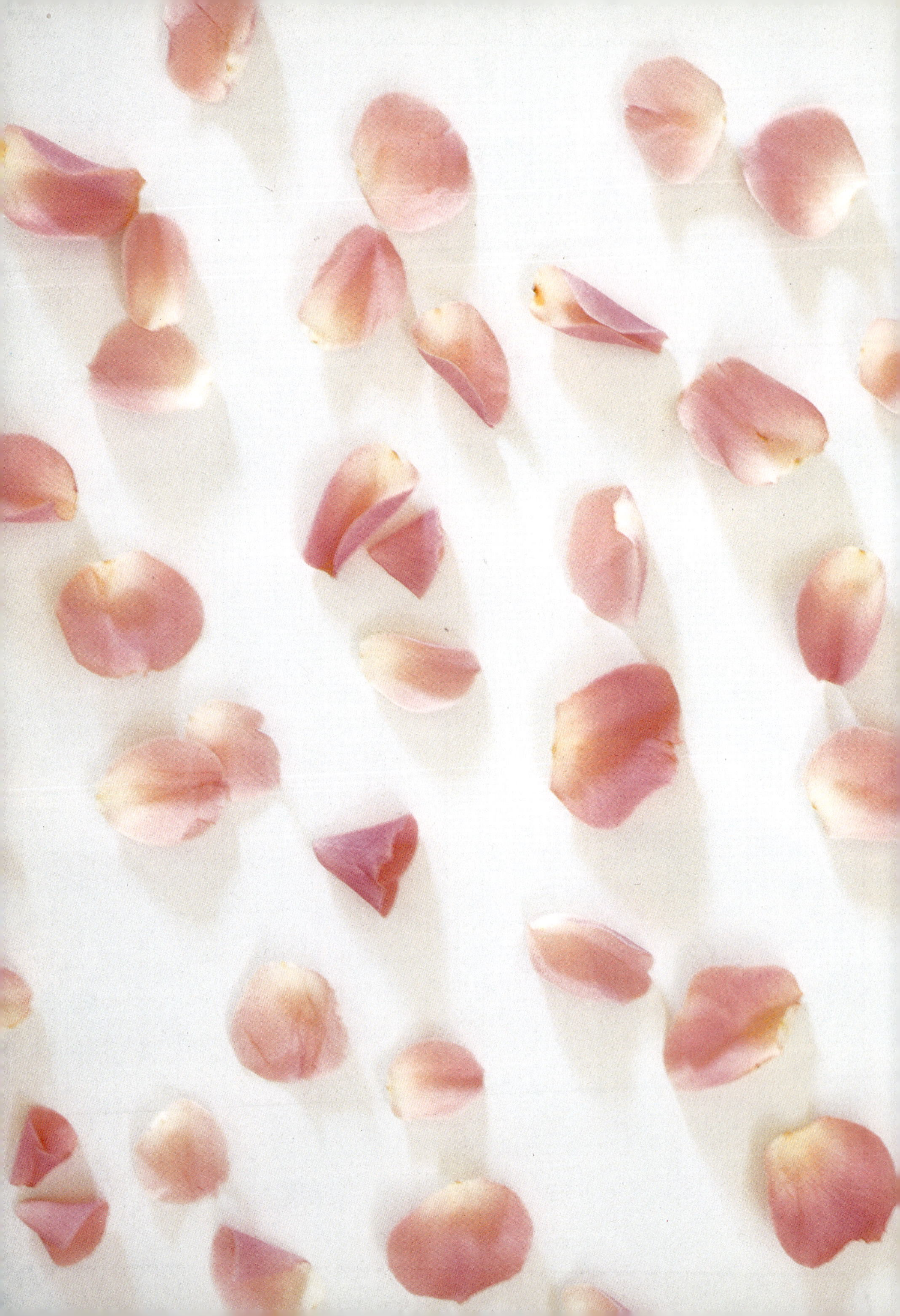